Jon
Kabat-Zinn

Achtsam mit dem Schmerz

Das MBSR-Programm bei
chronischen Beschwerden

Aus dem amerikanischen Englisch
von Horst Kappen

O.W. BARTH

Die amerikanische Originalausgabe erschien 2023 unter dem Titel
»Mindfulness Meditation for Pain Relief« bei
Sounds True, Inc., Boulder, USA.

Besuchen Sie uns im Internet:
www.ow-barth.de

FSC
www.fsc.org
MIX
Papier | Fördert gute Waldnutzung
FSC® C002795

Deutsche Erstausgabe November 2023

Covergestaltung: Isabella Materne
Coverabbildung: aus dem Innenteil
Satz: Adobe InDesign im Verlag
Druck und Bindung: Livonia Print, Riga, Lettland
ISBN 978-3-426-29341-6

2 4 5 3

Inhalt

Einführung

Das Universum, das Sie betreten, wenn Sie sich in die Texte und Abbildungen dieses kleinen Buches vertiefen, ist das Universum Ihrer eigenen wahren Natur. Es spricht zu Ihnen in Ihrer Vollständigkeit und Vollkommenheit als menschliches Wesen, samt all der Bedingungen und Umstände, die Ihr bisheriges Leben geprägt haben, und geht doch zugleich weit darüber hinaus. Nicht viele Menschen werden zu einem Buch greifen, das den Schmerz zum Thema hat, umso weniger, wenn es davon handelt, wie man mit einer chronischen Schmerzerkrankung leben und gut leben kann. Es sei denn, man hat das Leiden am eigenen Leib erfahren und weiß aus erster Hand, wie schwierig es sein kann, das uns aufgegebene Leben unter so schwierigen und oftmals zermürbenden Umständen so vollständig und zufriedenstellend wie möglich zu leben – und diese Herausforderung anzunehmen, solange man die Chance dazu hat, die sich nur im je gegenwärtigen Augenblick bietet. Dieses Buch und die Übungen, zu denen es Sie einlädt, können ein Tor zu diesem Universum der Möglichkeiten sein.

In diesem Bemühen sind Sie nicht allein. Viele Tausende Menschen mit den unterschiedlichsten chronischen Schmerzzuständen und Diagnosen, bei denen die ärztlichen Maßnahmen oder Eingriffe versagt haben oder erfolglos geblieben sind, haben sich auf diesen Weg begeben und auf das Abenteuer eingelassen, das wir *mindfulness-based stress reduction,* kurz MBSR, nennen, also achtsamkeitsbasierte Stressreduktion oder Stressabbau durch Achtsamkeit. Für viele von ihnen hat sich dieser Weg nicht nur als zutiefst heilsam, sondern als eine Rückkehr ins Leben erwiesen.

Achtsamkeit als Meditationspraxis und Lebensweise hat einen unvermeidlichen und notwendigen Aspekt des Einzelgängertums. Natürlich kann niemand anderes für Sie meditieren. Sie müssen die innere Arbeit selbst tun. Jeder Teil dieses Buches, einschließlich der geführten Meditationen in Audioform, ist als freundlich unterstützende Ressource, als Erinnerung und Anleitung gedacht, dieses Terrain zu erkunden und auf ihm heimisch zu werden. Hoffentlich wird dieses Angebot Ihnen helfen, auch dann dabeizubleiben, wenn Sie mit den Herausforderungen und schwierigen Umständen konfrontiert werden, die unweigerlich immer wieder in unserem Leben auftauchen. Und hoffentlich wird es Sie auch immer wieder daran erinnern, worauf es am meisten ankommt, vor allem in jenen Momenten, in denen wir nur zu leicht den Mut verlieren.

Es ist nämlich weder untertrieben noch übertrieben, zu sagen, dass es die schwerste Aufgabe der Welt ist, sich dem *zuzuwenden und zu öffnen,* von dem wir uns am meisten wünschen, es würde einfach verschwinden. Indem wir aber dies tun und das Unerwünschte und Unangenehme in all seinen Formen in einer zuweilen unbehaglichen Vertrautheit an uns heranlassen, können wir entdecken, dass fast immer Raum für Wachstum, Heilung und Verwandlung in unserem Leben bleibt, ganz gleich, welche Hindernisse sich uns in den Weg stellen. Eine jede Erfahrung willkommen zu heißen und was immer uns begegnet, im gegenwärtigen Augenblick im Gewahrsein zu halten, sei es nun angenehm, unangenehm oder gleichgültig: Das ist, wie wir noch sehen werden, die Grundlage der formalen wie der nicht formalen Praxis der Achtsamkeitsmeditation.

Neben dem Aspekt des Einzelgängertums, den die Achtsamkeit als eine disziplinierte, kontinuierliche Meditationspraxis *und* als Lebensweise mit sich bringt, gibt es in ihr auch das sehr reale und äußerst wichtige Element der *Gemeinschaft,* das mit der Kultivierung der Achtsamkeit verbunden ist. Wir sind soziale Wesen, und wenn es darum geht, ein von Anfang bis Ende sinnvolles und erfülltes Leben zu führen, brauchen wir angesichts der Prüfungen, die das Leben für uns bereithält, die Gemeinschaft fast ebenso sehr wie die Luft zum Atmen. In klinisch organisierten MBSR-Kursen entwickelt sich diese Gemeinschaft ganz von selbst während der achtwöchigen Kurse, an denen die Patienten teilnehmen. Sie kommen zu uns mit einer Vielzahl von ärztlichen Diagnosen, einschließlich schwerer chronischer Schmerzzustände, die nicht gänzlich, falls überhaupt auf die Standardtherapien ansprechen. Wenn wir das Gefühl haben, Teil einer Gemeinschaft von Menschen zu sein, die wie wir selbst mit sehr schwierigen Umständen zu kämpfen haben, dann erkennen wir, dass wir damit nicht allein sind. Außerdem kann es Mut machen, zu sehen, womit andere leben und fertigwerden müssen, und sie von ihren kleinen und großen Erfolgen in der ständigen Pflege der Achtsamkeit in ihrem Leben berichten zu hören.

Ein Universitätsprofessor, den ich noch aus meiner Zeit als Doktorand am MIT* kannte, kam vor einer Knochenmarktransplantation zum achtwöchigen MBSR-Programm, um sich auf diese Tortur und die damit verbundene lange

* Massachusetts Institute of Technology

Isolation im Krankenhaus vorzubereiten. Eines Tages drückte er im Kurs das starke Gefühl aus, dass jeder im Raum zu dem gehöre, was er »die Gemeinschaft der Leidenden« nannte. In diesem Raum, so fügte er hinzu, fühle er sich zusammen mit den anderen Patient*innen weit mehr aufgehoben als unter seinen Kolleg*innen in den Fakultätssitzungen. Bei einer anderen Gelegenheit berichtete er, wie er sich eines Tages in einer überfüllten U-Bahn in Boston umsah und ihn dabei auf einmal die bewegende Erkenntnis überkam, dass wir *alle* Teil dieser Gemeinschaft der Leidenden seien.

Im Laufe der vergangenen fünfundvierzig Jahren ist die Gemeinschaft derer, die Achtsamkeit praktizieren, exponentiell gewachsen und zu einem globalen Netzwerk geworden. Wenn Sie also mit diesem Buch arbeiten und den geführten Meditationen regelmäßig folgen – und zwar mit einem gewissen Grad an Entschlossenheit und Disziplin, um den größtmöglichen Effekt für Ihren Schmerz und Ihr Leben zu erzielen –, dann sollten Sie wissen, dass Sie nicht allein sind. Aber seien Sie sich im Klaren darüber, dass die Übungspraxis keine »besonderen Erfahrungen« oder speziellen »Bewusstseinszustände« fördert oder begünstigt. Sie lädt vielmehr zu der Erkenntnis ein, dass jeder Moment und jeder Geistes- und Körperzustand in diesem zeitlosen Augenblick etwas Besonderes ist und dass wir jederzeit bei uns selbst Einkehr halten können, indem wir erkennen, dass wir immer schon ein Ganzes sind (das englische *whole* ist eng mit *health*, *healing* und *holy* verwandt). Die Herausforderung besteht nicht darin, etwas zu werden, was Sie nicht sind, oder den Schmerz zu überwinden oder auszulöschen. Vielmehr geht es darum, die Fülle dessen zu erkennen, was

Sie bereits sind – zu spüren, wie wohltuend es ist, in Ihrer eigenen Haut und in Ihrem eigenen Wesen zu Hause zu sein, und sich *zugehörig* zu fühlen, sowohl zum engeren Kreise der Menschen, denen Sie und die Ihnen etwas bedeuten, als auch zur größeren Welt.

Was körperlichen und emotionalen Schmerz angeht, so führt der Körper tatsächlich Buch, wie der Titel eines eindrucksvollen Buches über die Heilung von Traumata aller Art besagt.* Unseren emotionalen Schmerz und unsere seelischen Verletzungen pflegen wir in unserem Körper mit uns herumzutragen, auch wenn wir diese Erlebnisdimension oftmals so gut es geht ignorieren und uns ganz in unseren Gedanken und Gefühlen verlieren – mit anderen Worten, in unserem Geist. Allein schon aus diesem Grund ist der Körper ein guter Ausgangspunkt für die Achtsamkeitsübung. Aber dazu gehört auch, willkommen zu heißen, *was immer* da ist, sei es nun angenehm oder unangenehm, und es lange genug im Gewahrsein zu halten, um zu entdecken, dass der Schmerz, das Leiden, die Verletzung, wie gravierend und belastend auch immer, viel kleiner ist als die ganze Dimension Ihres Wesens. Und um sich auf diesem Terrain zurechtzufinden, brauchen Sie vielleicht manchmal die liebevolle Unterstützung einer Gemeinschaft von Übenden sowie aus dem Familien- und Freundeskreis. Die gute Nachricht ist, dass auf der Welt noch niemals so viele und wirkungsvolle Mittel zur Verfügung standen wie heute, um die Achtsamkeitsmeditation dauerhaft zu unterstützen. Sie sind

* Bessel van der Kolk: *The Body Keeps the Score: Brain, Mind, and Body in the Healing of Trauma.* New York 2014; deutsch: *Verkörperter Schrecken: Traumaspuren in Gehirn, Geist und Körper und wie man sie heilen kann.* Lichtenau 2015.

überall verfügbar, jederzeit zugänglich und äußerst vielgestaltig. Im Einklang mit der tiefen Bedeutung der Achtsamkeit sind sie dazu bestimmt, die Ursachen des Leidens zu erkennen und zu benennen, welcher Art sie auch sein mögen, und eine sehr reale Befreiung von diesem Leiden in seinen vielfältigen Formen und Aspekten zu erreichen.

Wenn es um Schmerz im Zusammenhang mit irgendeiner Art von Traumatisierung geht, ist die Unterstützung einer Gemeinschaft, die um die Besonderheiten eines Leidensweges weiß, der von anderen Menschen und leider auch von den zuständigen Institutionen und der Gesellschaft als Ganzes oft nicht wahrgenommen wird, von grundlegender Bedeutung. Das Internet ermöglicht es uns heute, solche Gemeinschaften im Handumdrehen zu finden und von den Ressourcen zu profitieren, die sie zur Unterstützung Ihrer Meditationspraxis anbieten. Sollten Sie sich in irgendeiner Hinsicht isoliert und allein mit dem fühlen, was die hier angebotenen geführten Meditationen in Ihnen auslösen, möchte ich Sie ermutigen, nach Gemeinschaften zu suchen, in denen Sie sich mit Menschen austauschen können, die wie Sie etwas durchmachen, was nach echter menschlicher Verbindung und Anteilnahme verlangt. Das kann ein MBSR-Kurs sein, an dem Sie online oder vor Ort teilnehmen, der Besuch eines Meditationszentrums oder der Anschluss an eine Gruppe von Meditierenden – irgendetwas, das es Ihnen ermöglicht, auf Menschen zu treffen, mit denen Sie diese lebenslange Reise gemeinsam unternehmen können. Am Ende des Buches finden Sie ein paar entsprechende Internetadressen.

1

Lernen, mit dem Schmerz zu leben

Lernen, mit dem Schmerz zu leben

Wenn Sie dieses Buch in Händen halten, ist Ihr Leben vermutlich auf die eine oder andere Weise von Schmerz geprägt … und von dem körperlichen und emotionalen Leiden, das damit einhergeht. Wenn dies der Fall ist, sollten Sie sich zu Beginn unserer gemeinsamen Arbeit zwei Dinge ganz deutlich vor Augen halten:

Erstens: Sie sind damit nicht allein.

Zweitens: Es ist möglich, zu lernen, mit Schmerzen zu leben, auch solchen, die nicht ohne Weiteres nachlassen oder verschwinden.

Zehntausende, wenn nicht Hunderttausende von Menschen haben für sich herausgefunden, dass das Leben mit Schmerzen ein Lernprozess ist, eine Art Menuett. Wenn es nach Ihnen ginge, hätten Sie sich vielleicht eine ganz andere Art von Hintergrundmusik für Ihr Leben ausgesucht. Wie ich aber glaube, werden Sie feststellen, dass sich mit Ihrer Situation dennoch auf wunderbare und potenziell sehr befreiende Weise arbeiten lässt, vor allem wenn Sie bereit sind, spielerisch und mit einer gewissen Experimentierfreude an die Sache heranzugehen und die kontinuierliche innere Arbeit zu leisten, zu der allein Sie imstande sind und die darin besteht, Ihre Beziehung zu dem, was Sie hier und jetzt als unangenehm und unerwünscht erfahren, auf neue Weise zu gestalten.

Die andere gute Nachricht ist, dass es nicht den einen richtigen Weg gibt, sich auf dieses Abenteuer einzulassen. Es gibt hier kein Patentrezept, keine Universalmethode, keine Einheitslösung von der Stange. Jeder Mensch ist einzigartig, und jede*r von uns muss letztlich den eigenen Weg finden, um angesichts der Schwierigkeiten, Widrigkeiten und Herausforderungen, die früher oder später auf uns alle zukommen, dennoch ein gutes Leben zu führen.

Daher sind es gerade Ihre einmaligen Erfahrungen, einschließlich der ganz besonderen Schwierigkeiten, denen Sie sich zu stellen haben, die zu einem wesentlichen Bestandteil der Achtsamkeitsarbeit selbst werden, anstatt Hindernisse auf dem Weg zu sein, der – konsequent verfolgt – zur Linderung von Schmerzen führen soll und kann.

Mit dieser Einstellung können wir gar nicht scheitern in unserem Bemühen, denn es geht uns nicht darum, irgendetwas anders haben zu wollen, als es ist. Wir lernen einfach, es auf andere Weise im Gewahrsein zu halten. Allein schon durch diese veränderte Grundhaltung kann die Schmerzerfahrung – und unsere Beziehung dazu – sich tiefgreifend verwandeln.

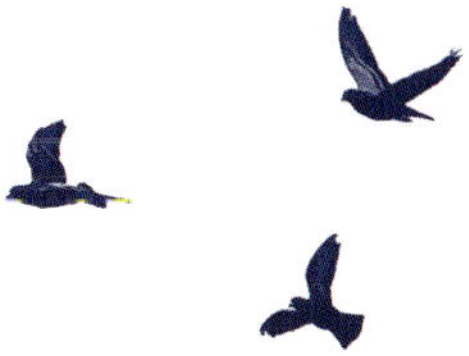

Jeder Mensch ist einzigartig,
und jede*r von uns muss
letztlich den eigenen Weg
finden, um angesichts der
Herausforderungen, die
früher oder später auf uns alle
zukommen, dennoch ein
gutes Leben zu führen.

Die Macht der Aufmerksamkeit

Wie entsprechende Studien zeigen, nimmt mit zunehmender Intensität der Schmerzempfindung die Wirksamkeit von Achtsamkeitsstrategien zu, während die Wirksamkeit von Ablenkungsstrategien zur Schmerzbewältigung im gleichen Maße abnimmt. Sich auf den Schmerz einzulassen ist demnach weitaus effektiver als der Versuch, ihn auszublenden.

Profi-Ausdauersportler wissen das nur zu gut. In jedem einzelnen Moment beobachten sie, welche Empfindungen sich während des Trainings oder beim Wettkampf in ihrem Körper einstellen. Klinische Studien legen nahe, dass dieses Prinzip ebenso auf Schmerzpatienten anwendbar ist, die an einem MBSR-Training teilnehmen. Glücklicherweise ist dieses Sich-Einstimmen eine Fähigkeit, die sich erlernen lässt.

Der Tanz beginnt

Wenn Sie sich dieses Buch zugelegt haben, ist das eigentlich schon Indiz genug dafür, dass Sie ausreichend motiviert sind, diese innere Arbeit auf sich zu nehmen – vielleicht auch deshalb, weil andere Optionen, die Sie bereits ausprobiert haben, wenn überhaupt, nur bis zu einem gewissen Grad hilfreich waren. Wenn der Schmerz Ihre Lebensqualität und Ihre Fähigkeit, das Leben zu führen, das Sie sich wünschen, nachhaltig untergräbt, ist das Motivation genug.

Wenn ich mich auf die disziplinierte Übung der Achtsamkeitsmeditation beziehe, wie wir sie im MBSR praktizieren, spreche ich gerne von »innerer Arbeit«. Einerseits geht es also um harte Arbeit und Durchhaltevermögen, andererseits sollten wir aber auch den spielerischen Aspekt und eine gewisse Leichtigkeit nicht zu kurz kommen lassen. So verstanden kann die Achtsamkeit, als Experiment und als Erfahrung, zum größten Abenteuer Ihres Lebens werden.

Sich auf den Schmerz einzulassen ist weitaus effektiver als der Versuch, ihn auszublenden.

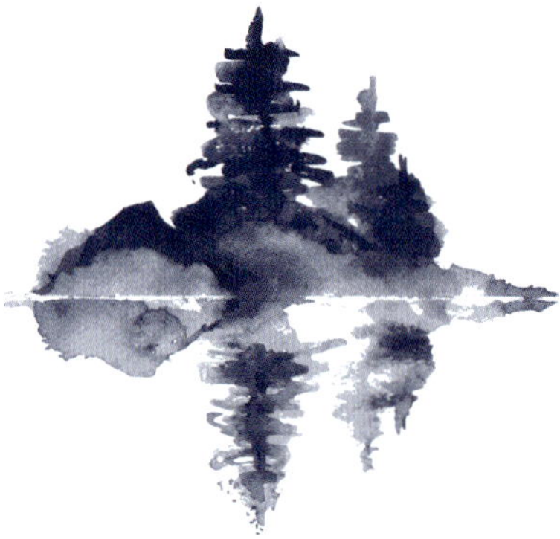

Die Einladung lautet, sich diesem Tanz hinzugeben, ob Ihnen die Begleitmusik nun zusagt oder nicht, so als wäre es ein Experiment und ein Abenteuer zugleich – das Abenteuer nämlich, sich Ihr Leben zurückzuerobern, soweit Sie es vermögen und solange Sie die Möglichkeit dazu haben.

Was möglich ist, können wir nur herausfinden, indem wir uns so gut es geht in jedem Augenblick mit ganzem Herzen auf diesen Prozess einlassen. Mit anderen Worten, wir müssen ihm – und uns selbst – eine echte Chance geben und dann abwarten, was geschieht, ohne auf ein bestimmtes Resultat fixiert zu sein oder es erzwingen zu wollen. Das in unserer Klinik durchgeführte MBSR-Programm dauert acht Wochen, von denen wir hoffen, dass sie für die Teilnehmenden zum Ausgangspunkt für eine lebenslange Übung der Achtsamkeit werden. Und dies ist auch der Zeitraum, den Sie mindestens für Ihre eigene Arbeit mit diesem Buch und den geführten Meditationen ansetzen sollten.

Letztlich wird das Leben selbst zu Ihrem Achtsamkeitslehrer. Versuchen Sie, dabei offen für die Vorstellung zu bleiben, dass auch dem Schmerz, den Sie manchmal vielleicht als Ihren schlimmsten Feind betrachten, das Potenzial innewohnt, zu Ihrem Lehrer zu werden, und sogar zu einem Verbündeten und Freund, wenn Sie lernen, ihm wahrhaft zuzuhören.

Auch dem Schmerz,
den Sie manchmal vielleicht
als Ihren schlimmsten Feind
betrachten, wohnt das
Potenzial inne, zu Ihrem
Lehrer zu werden, und sogar
zu einem Verbündeten und
Freund, wenn Sie lernen,
ihm wahrhaft zuzuhören.

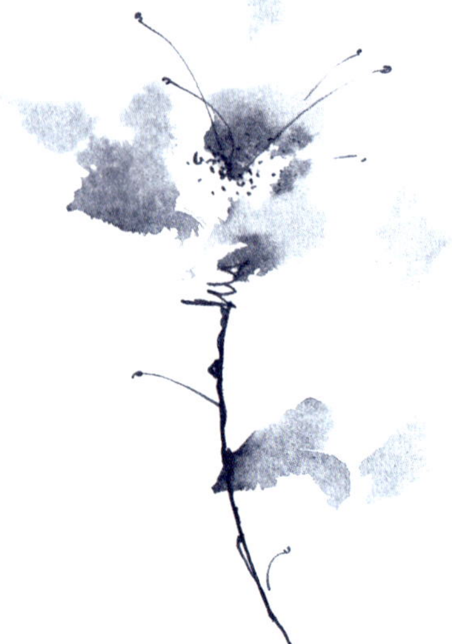

Für den Anfang können Sie damit experimentieren, sich ein wenig für die wechselnden Eindrücke zu öffnen, die Sie in jedem Augenblick während des Tages oder der Nacht empfangen. Richten Sie einfach Ihre Aufmerksamkeit darauf aus und versuchen Sie, diese über einen längeren Zeitraum aufrechtzuerhalten. Diese Fähigkeit und vor allem das daraus erwachsende Gewahrsein sind eine natürliche Gabe, eine innere Ressource, die Sie schon immer besessen haben und auf die Sie in jedem Moment zurückgreifen können.

Sind Sie bereit, sich über eine längere Zeit – also mindestens für die acht Wochen des MBSR-Programms – mit ganzem Herzen darauf einzulassen, kann die Übung der Achtsamkeit ein effektiver Weg zurück in Ihr Leben sein, auch angesichts großer Beschwerden und tiefer Entmutigung. Ihre Beschwerden können eine Quelle neuer Energie und Motivation für Ihre Übung sein statt ein Hindernis.

Um Ihnen aber nichts vorzumachen, ist es wichtig, gleich zu Beginn darauf hinzuweisen, dass dieses Abenteuer von Ihnen, ebenso wie von mir, regelmäßig ein gewisses Maß an Disziplin verlangt. Ich würde sogar so weit gehen zu sagen, dass es in jedem Augenblick an jedem einzelnen Tag unseres Lebens eine ganz bestimmte Disziplin erfordert. Aber ich wette, dass Ihnen diese Art von Disziplin ohnehin nicht fremd ist. So manches in unserem Leben verlangt von uns ein dauerhaft diszipliniertes Vorgehen. Allein schon, worum wir uns Tag für Tag im Haushalt und auf der Arbeit zu kümmern haben, zeugt von unserer Fähigkeit zu ausdauernder Disziplin. Nicht minder gilt das für Ihre Fähigkeit, gut für sich selbst zu sorgen und Ihr Potenzial zum kreativen Umgang mit den Widrigkeiten des Lebens zu erweitern, ob Sie nun in der Lage sind, sie abzuschütteln oder nicht. Ich bin mir sicher, dass all die natürlichen Gaben, die wir brauchen, um dieses innere Abenteuer zu bestehen, längst zu Ihrem Repertoire als menschliches Wesen gehören.

Genauer besehen erfordert alles, was wirklich von Wert ist, ein gewisses Maß an konsequenter Anstrengung und Entschlossenheit, oft genug unseren eigenen Zweifeln, Vorbehalten und all den Formen zum Trotz, in denen wir unser eigenes Potenzial untergraben oder uns einreden, ohnmächtig zu sein und nichts ausrichten zu können. In Wahrheit verfügen wir über immense geistige und seelische Kräfte, auch wenn wir nicht besonders gut darin sind, sie an uns selbst wahrzunehmen. Außerdem motiviert uns nichts so sehr dazu, etwas für uns selbst zu tun – oder wenigstens den Versuch dazu zu unternehmen --, wie unaufhörliche oder schubweise einsetzende Schmerzen. Das gilt umso mehr, wenn weder Ärzte noch Medikamente in der Lage waren, den Schmerz zuverlässig zu lindern, und wir damit letztlich uns selbst überlassen bleiben.

Es geht also um etwas, das viele Tausende Menschen mit chronischen Schmerzen, die an einem klinischen MBSR-Programm teilgenommen haben, im Laufe der Jahrzehnte für sich entdeckt haben: In Verbindung mit einer aufgeschlossenen Skepsis und der Bereitschaft, mit dem zu experimentieren, was in Ihrem Geist, Ihrem Körper und Ihrem Leben an Möglichkeiten steckt, kann *die Hinwendung zu und die Beschäftigung mit* Ihrem Schmerz durch die Übung der Achtsamkeit – selbst wenn es nur für kurze Zeitspannen ist – eine willkommene, äußerst wichtige und effektive Strategie sein, wenn es heißt, sich auf diese Entdeckungsreise zu begeben und diese innere Arbeit zu leisten.

Nichts motiviert uns so sehr,
etwas für uns selbst zu tun,
wie unaufhörliche oder
schubweise einsetzende
Schmerzen. Das gilt umso
mehr, wenn weder Ärzte noch
Medikamente in der Lage
waren, den Schmerz
zuverlässig zu lindern, und
wir damit letztlich uns selbst
überlassen bleiben.

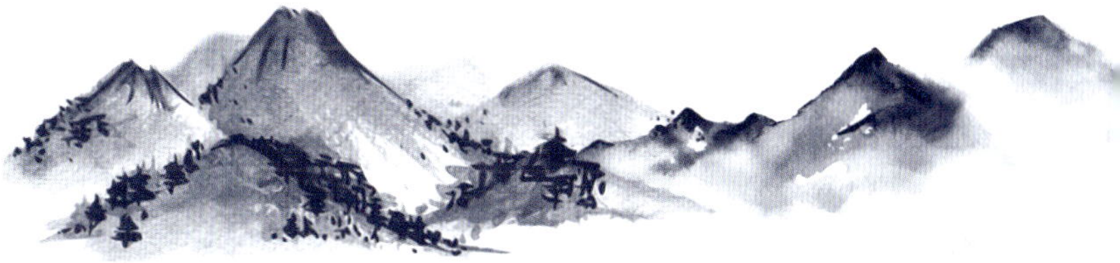

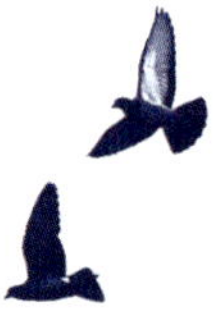

Die Hinwendung zu und
die Beschäftigung mit Ihrem
Schmerz durch die Übung
der Achtsamkeit kann –
selbst wenn es nur für kurze
Zeitspannen ist –
eine willkommene, äußerst
wichtige und effektive
Strategie sein, wenn es heißt,
sich auf diese
Entdeckungsreise zu
begeben und diese innere
Arbeit zu leisten.

Wahrscheinlich werden Sie feststellen, dass Ihnen diese Art innerer Einstellung und Strategie als verlässliche Ressource dienen kann, um Ihren fortlaufenden Lernprozess in der Achtsamkeitspraxis zu unterstützen. Vergessen Sie daher nicht diese wertvolle Quelle zur Erneuerung Ihrer positiven Motivation.

Wie überall im Leben gibt es auch auf diesem Weg natürlich keine absoluten Garantien. Das Wichtigste ist Ihre eigene innere Motivation, das, was Sie überhaupt erst zu dieser Arbeit gebracht hat, und die Bereitschaft – komme, was wolle –, an der Meditationspraxis festzuhalten. Dann werden Sie sehen, was sich über Tage, Wochen, Monate oder auch Jahre hinweg daraus entwickelt. Was haben Sie zu verlieren?

Während unserer gemeinsamen Arbeit werden Sie viele Gelegenheiten haben, von innen heraus zu entdecken, dass es einen großen Unterschied gibt zwischen Schmerz und Leiden und dass in diesem Leben zwar der Schmerz manchmal unausweichlich sein mag, das Leiden hingegen – das heißt, wie wir mit dem Schmerz umgehen – eine Wahl ist. Mit anderen Worten: Es gibt viele Möglichkeiten, auf kluge Weise zu dem in Beziehung zu treten, was unerwünscht ist – oder sogar abscheulich und zutiefst verletzend –, und Heilung geschehen zu lassen, die ich als ein »Sich-Abfinden-mit-den-Dingen-wie-sie-sind« definiere. Das ist etwas ganz anderes, als den Schmerz oder das Problem beheben, beseitigen oder zum Verschwinden bringen zu wollen. In der Medizin gibt es bis zum gegenwärtigen Zeitpunkt ohnehin nur sehr wenige wirkliche Lösungen und Therapiemöglichkeiten für chronische Schmerzen. Aber das Potenzial für Heilung ist immer vorhanden – in jedem einzelnen Moment. Vor allem dann, wenn wir lernen, unsere Aufmerksamkeit auf den gegenwärtigen Augenblick zu lenken, denn genau darum geht es bei der Achtsamkeit. Auf lange Sicht kann von dieser Fähigkeit, sich ganz in diesen gegenwärtigen Moment hineinzubegeben, ob er nun angenehm, unangenehm oder gleichgültig sei, alles abhängen.

Zwar mag der Schmerz in diesem Leben manchmal unausweichlich sein, das Leiden hingegen – das heißt, wie wir mit dem Schmerz umgehen – ist eine Wahl.

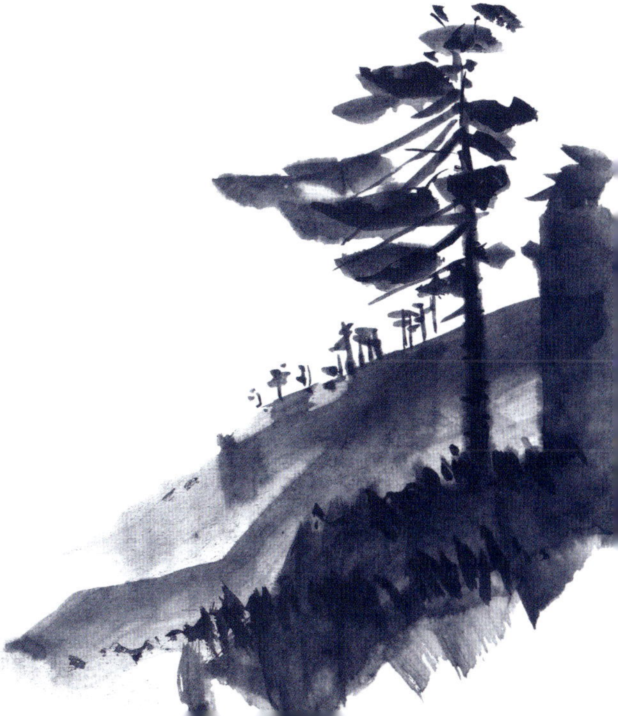

Allein schon die Möglichkeit in Betracht zu ziehen, dass dies auch auf Ihr Leben zutreffen könnte, kann ein ermutigender und entscheidender Schritt auf dem Weg sein. Und schon in diesem Bewusstsein kann sich Ihre Schmerzerfahrung mitunter verwandeln.

Sie können gar nicht wissen, was dieser Weg für Sie bereithält, bevor Sie ihn selbst beschritten haben. Und ich vermute, dass Sie auf ihm wenig zu verlieren, aber möglicherweise vieles zu gewinnen haben.

Und somit heiße ich Sie willkommen zu diesem einzigartigen und lebenslangen Abenteuer, das »beständige Übung von Achtsamkeit« heißt.

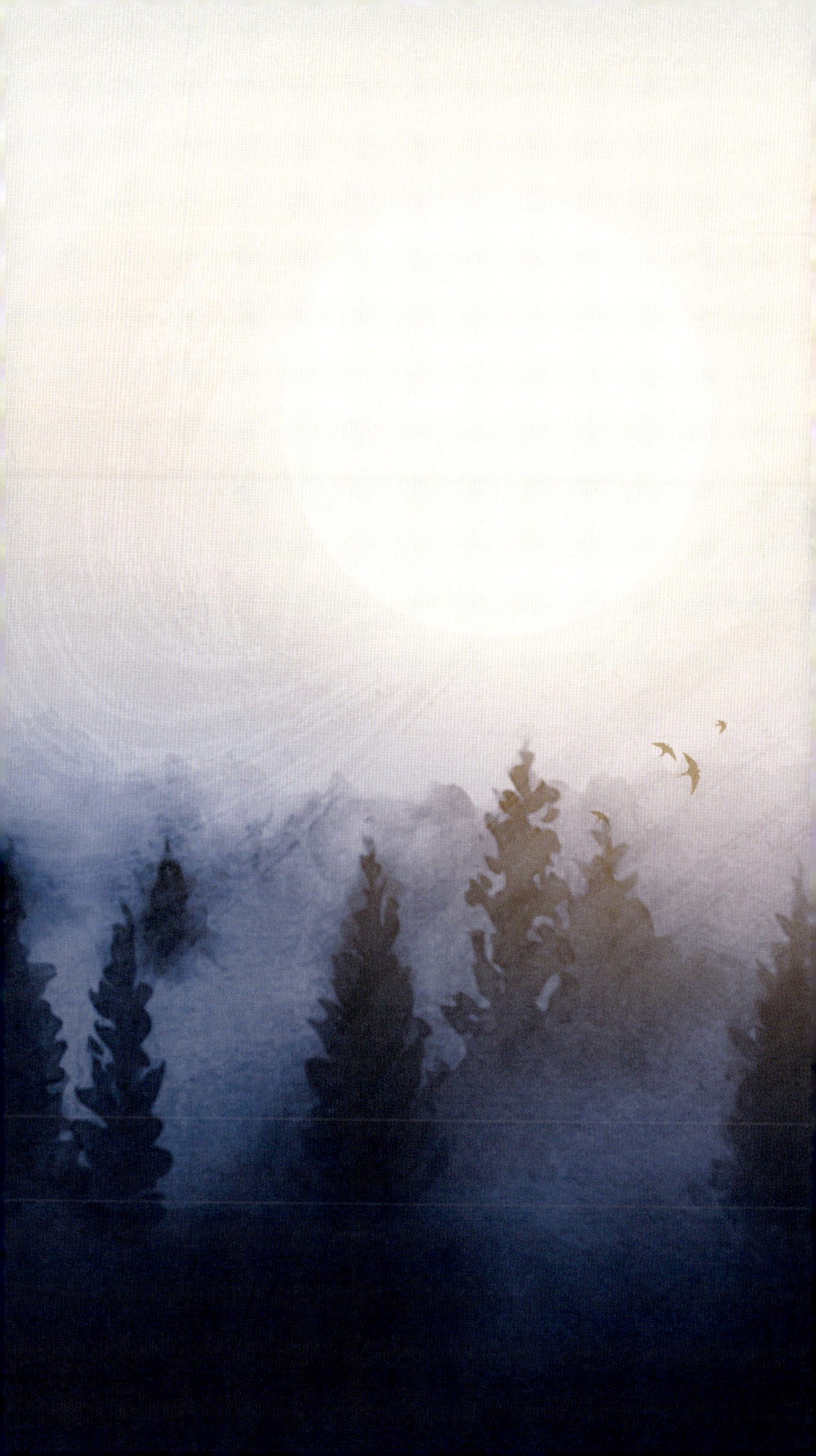

2

Der Einstieg in die Praxis der Achtsamkeit

Der Einstieg in die Praxis der Achtsamkeit

Ob als formale Meditationspraxis oder als ein Weg, in ein weiseres Verhältnis zu dem zu treten, was das Leben in jedem Augenblick an Erfahrungen für uns bereithält: In der Achtsamkeit geht es darum, in jedem Moment so wach und präsent wie möglich zu sein. Sie ist wahrlich ein fortwährendes Abenteuer, eine einzige Entdeckungsreise. In diesem Kapitel sind Sie dazu eingeladen, auf erste Tuchfühlung mit der Praxis der Achtsamkeit zu gehen, indem Sie Ihre Aufmerksamkeit auf eine Art und Weise ausrichten, die für Sie einigermaßen neu sein mag.

In diesen Moment eintauchen *(Audiotrack 1)*

www.droemer-knaur.de/
achtsam-mit-dem-schmerz

Für das nun folgende kleine Experiment können Sie, wenn Sie möchten, entweder die Augen schließen oder sie auch offen lassen. Die gesprochene Anleitung dazu finden Sie auf Track 1 unter dem oben stehenden Link.

Nehmen Sie sich einen Moment Zeit, um Ihre Beziehung zu Ihrem eigenen Geist und Körper in diesem Moment zu beobachten – und vielleicht auch zu Ihrem Schmerz, falls er in diesem Augenblick in irgendeiner Form in Ihrer inneren Erlebniswelt präsent ist. Wie fühlt es sich an, in vollem Gewahrsein in die Erfahrung dieses Augenblicks einzutauchen – wie auch immer er sein mag?

Wie fühlt es sich an,
in vollem Gewahrsein in die
Erfahrung dieses Augenblicks
einzutauchen – wie auch
immer er sein mag?

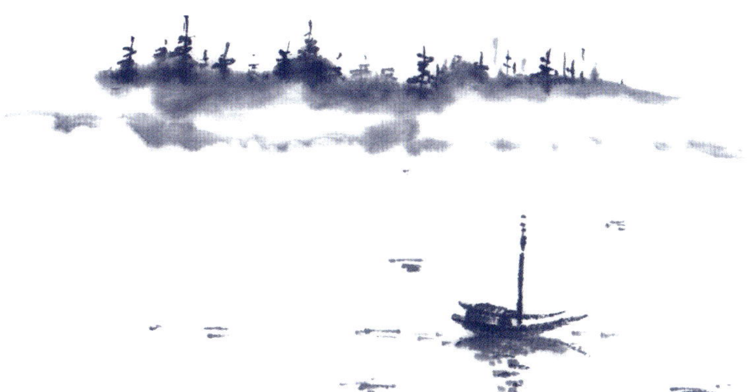

Als Erstes werden Sie feststellen, dass in Ihnen und um Sie herum eine Menge geschieht. Können Sie zum Beispiel das Universum der Empfindungen in Ihrem Körper wahrnehmen, oder auch ein Gefühl der inneren Stille oder Wachheit, das in diesem Moment vorhanden sein kann oder auch nicht?

Können Sie die Aufmerksamkeit dahin lenken, wie sich das Buch, das Sie gerade in Händen halten, anfühlt – mit seinem Gewicht, der Beschaffenheit des Einbands und der Seiten im Inneren, den Farben und Bildern?*

Können Sie die Geräusche aus Ihrer Umgebung wahrnehmen – welcher Art sie auch sein mögen –, die sich in diesem Moment ihren Weg zu Ihren Ohren bahnen: Geräusche aus dem Raum, in dem Sie sich befinden, von draußen, aus der Natur? Experimentieren Sie damit, sie für einen Moment oder zwei nur als Geräusche wahrzunehmen, ohne sie zu benennen und einzuordnen oder sich zu fragen, woher sie stammen. Also die Geräusche nicht nur hören, sondern ihnen wirklich *zuhören* und vielleicht auch die Pausen zwischen ihnen wahrnehmen.

Richten Sie als Nächstes Ihre Aufmerksamkeit auf die Luft, die Ihren Körper umgibt – die Luft, die alle Geräusche zu Ihren Ohren trägt, dieselbe Luft, die Sie atmen … Wie deutlich und intensiv spüren Sie die Luft auf der Haut und um Ihren Körper in ebendiesem Moment?

Versuchen Sie nun, den Fokus Ihrer Aufmerksamkeit bewusst auf die Tatsache zu verlagern, dass Sie in diesem Moment atmen …

* Falls Sie dies auf einem digitalen Gerät lesen, gilt das Gleiche: nämlich alles zu spüren und wahrzunehmen, was sich spüren und wahrnehmen lässt, wie Gewicht, Oberflächenstruktur, Farben, Bilder, Helligkeit von Bildschirm oder Display und so weiter.

Achten Sie darauf, wie die Luft mit jedem Einatmen mühelos in Ihren Körper einströmt und mit jedem Ausatmen ebenso mühelos wieder aus ihm herausfließt, ganz von selbst … Tatsächlich ist es mehr ein Geatmetwerden als ein Atmen, denn es geschieht ohne unser Zutun Tag und Nacht. Versuchen Sie, mit jedem Einatmen und jedem Ausatmen die Atemempfindungen in Ihrem Körper einfach nur zu *spüren*, wie und wo auch immer sie wahrnehmbar sind. Wenn Sie möchten, können Sie auch damit experimentieren, ganz bewusst auf den Wellen jedes Ein- und Ausatmens zu »reiten«, Augenblick für Augenblick und Atemzug für Atemzug … Wo spüren Sie die Atemempfindungen in Ihrem Körper am intensivsten? Ist es als Luftzug an den Nasenflügeln? In der Kehle? Im Brustkorb? Im Bauch? Nehmen Sie einfach wahr, wie es sich anfühlt, auf diese Weise in jedem Augenblick Ihrem Atem zu folgen. Experimentieren Sie damit, den Atem so lange und so oft, wie Sie möchten, im Körper zu spüren. Je häufiger Sie das tun, desto mehr fühlen Sie sich in Ihrem Körper zu Hause und desto leichter fällt es Ihnen, sich mit den Atemempfindungen in Ihrem Körper zu verbinden und vertraut zu machen. Sie sind die ganze Zeit über da. Sie sind Ihre Freunde, Ihre Verbündeten. Sie können sie sogar genießen.

Versuchen Sie nun, Ihren gesamten Körper bewusst zu spüren …

Nehmen Sie den Körper als Ganzes wahr, sei es im Sitzen, Liegen oder Stehen. Nehmen Sie wahr, wie der Atem ein- und ausströmt und wie Sie ihn durch das Gewahrsein der Empfindungen spüren, die durch die Atmung im Körper entstehen. Achten Sie darauf, ob Ihnen dieses Gewahrsein zugänglich ist, ohne dass Sie dabei das Gefühl haben, etwas zu erzwingen, sondern indem Sie einfach nur wahrnehmen … Versuchen Sie, sich im Gewahrsein selbst niederzulassen …

Gibt es einen Bereich in Ihrem Körper, der in diesem Augenblick völlig schmerzfrei ist? Wenn ja, versuchen Sie, bewusst wahrzunehmen, wie es sich anfühlt, in diesem Bereich *keine* Schmerzen zu haben. Atmen Sie ein paarmal tief ein und aus, während Sie in dieser Entdeckung verweilen. Vielleicht ist es eine neue, wenn auch nur momentane Einsicht, aber eine bedeutsame. Und falls es nichts Besonderes zu bemerken gibt, dann ist das an sich schon bemerkenswert und sollte weder als »gut« noch als »schlecht« bewertet werden.

Versuchen Sie nun, Ihr Gewahrsein so behutsam und liebevoll wie möglich in jeden Bereich Ihres Körpers zu bringen, der in diesem Augenblick schmerzt. *Lenken Sie Ihre Aufmerksamkeit zu* der schmerzenden Stelle und auf die Intensität des Schmerzes hin, auch wenn es nur für einen klitzekleinen Moment, streiflichtartig und mit einem winzigen bisschen Offenheit ist. Tauchen Sie einfach nur ganz kurz in die Empfindung des Schmerzes oder der Beschwerden hinein – so als würden Sie für einen winzigen Moment einen Zeh ins Wasser stecken und gleich wieder herausziehen. Wie war das für Sie?

Wenn es Ihnen gelungen ist, Ihr Gewahrsein für diesen einen kurzen Moment auf den Schmerz zu richten und ihn einfach nur zu spüren, dann sind Sie bereits auf dem besten Weg, eine neue und potenziell heilsame Beziehung zu Ihrem Schmerz und, was noch wichtiger ist, zu Ihrem Geist und Körper zu entwickeln.

Wenn es Ihnen gelingt,
Ihr Gewahrsein für einen
kurzen Moment auf den
Schmerz zu richten und ihn
einfach nur zu spüren, dann
sind Sie bereits auf dem
besten Weg, eine neue und
potenziell heilsame Beziehung
zu Ihrem Schmerz und, was
noch wichtiger ist, zu Ihrem
Geist und Körper zu
entwickeln.

Auch wenn Sie dieses kurze Experiment als zu schwierig empfunden haben, als unbefriedigend oder ganz und gar nicht ermutigend: Indem Sie sich auf behutsame, aber systematische Weise regelmäßig darin üben, Ihre Aufmerksamkeit zu lenken, ist es möglich, zum Schmerz, zum Unwohlsein und Leiden auf andere, weisere Art in Beziehung zu treten und das eine vom anderen unterscheiden zu lernen. Es ist eine natürliche Fähigkeit, die wir in uns entdecken, entwickeln und immer weiter vertiefen können. Mit diesem Aufblitzen der Einsicht kommt die Freiheit, Ihr Leben mit größerer Leichtigkeit zu leben, selbst angesichts erheblicher Beschwerden. [Eine ausführliche geführte Achtsamkeitsmeditation über den Atem finden Sie auf Track 2 unter www.droemer-knaur.de/achtsam-mit-dem-schmerz sowie den erweiterten Text dazu im 6. Kapitel dieses Buches.]

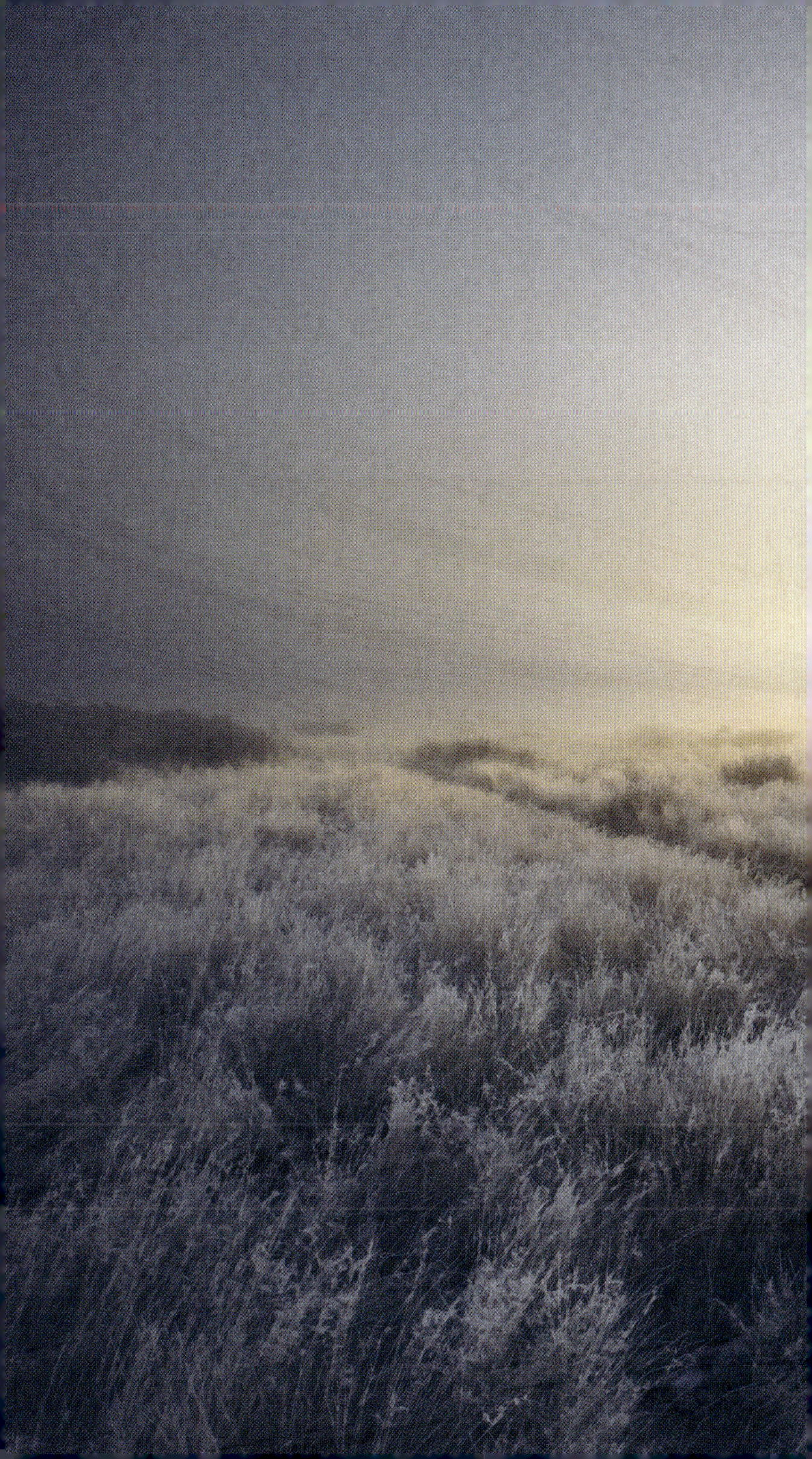

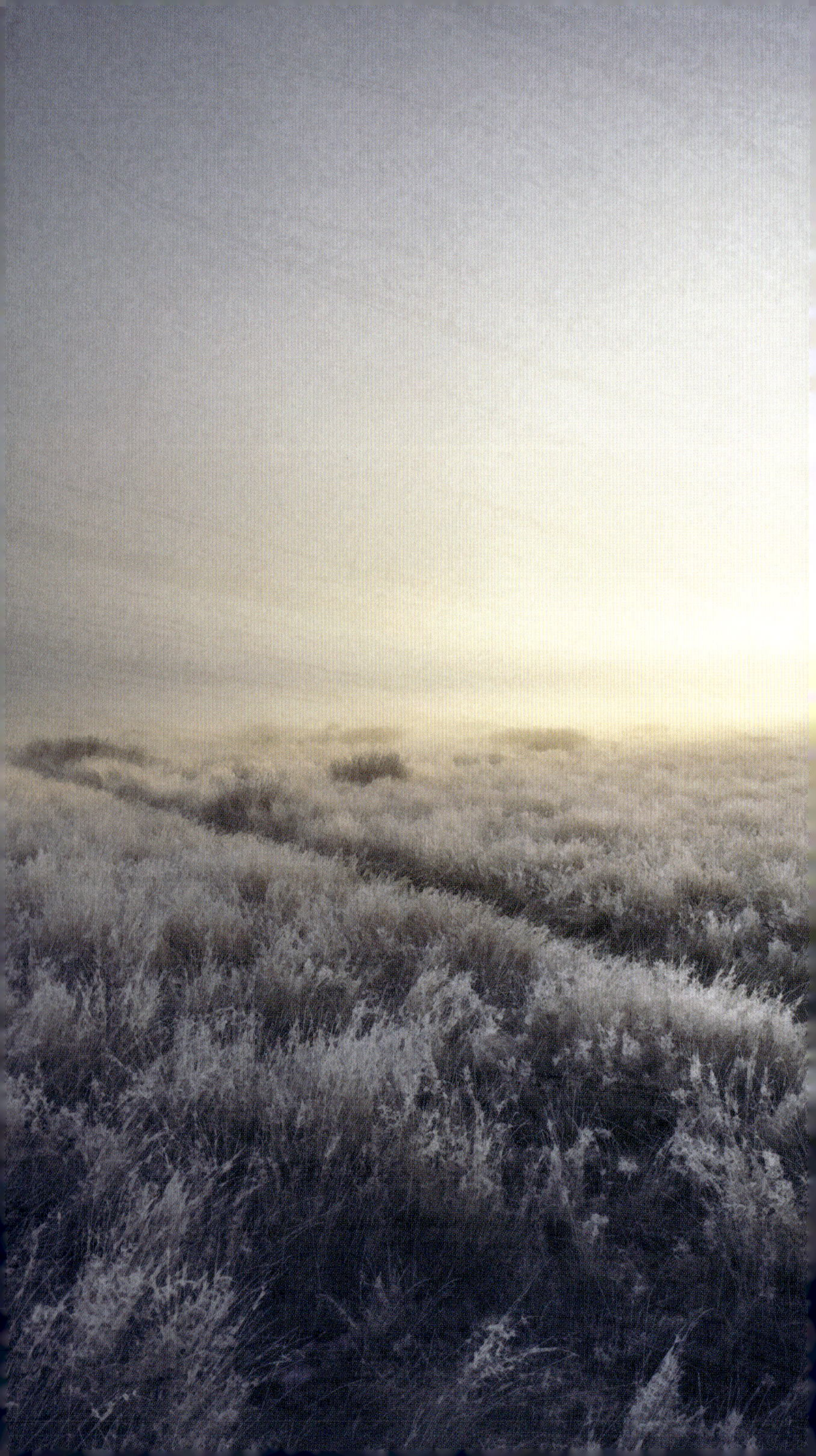

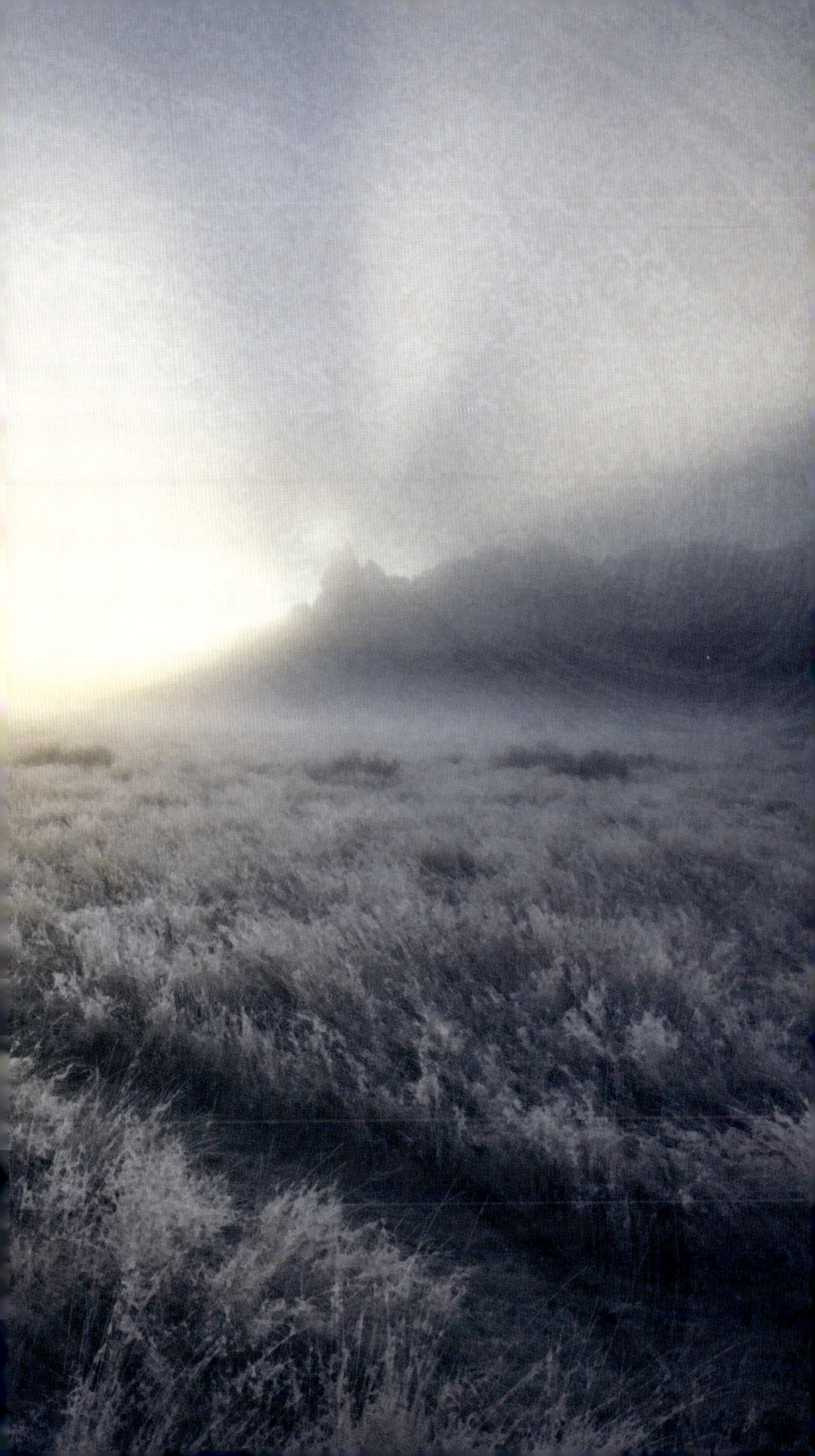

3

MBSR – Stressabbau durch Achtsamkeit

MBSR – Stressabbau durch Achtsamkeit

Wer unter chronischen Schmerzen leidet und vielleicht schon eine Reihe von – häufig leider mehr oder weniger erfolglosen – Behandlungen oder gar Operationen hinter sich hat, macht oft genug die Erfahrung, dass es von ärztlicher oder schmerztherapeutischer Seite heißt: »Sie werden lernen müssen, mit Ihren Schmerzen zu leben.« Praktische Ratschläge, *wie* man das lernt und welche Art von Unterstützung meist notwendig ist, um auf diesem Weg voranzukommen, bleiben dabei häufig aus.

In den über vierzig Jahren, die seit der Gründung unserer MBSR-Klinik* im Jahre 1979 vergangen sind und in denen dieses Konzept Einzug in Krankenhäuser und medizinische Zentren auf der ganzen Welt gefunden hat, haben sich die Dinge grundlegend gewandelt. Darüber hinaus gibt es eine ständig wachsende Zahl wissenschaftlicher Belege für die Wirksamkeit der Achtsamkeit bei der Linderung chroni-

* Mindfulness-Based Stress Reduction Clinic am Medical Center der University of Massachusetts

scher Schmerzen. Sie zeigen, dass selbst kurze Perioden formaler Übung das Schmerzempfinden erheblich beeinflussen und abschwächen können.

Heute sind MBSR-Programme weltweit vor Ort sowie online zugänglich, sodass Schmerzspezialist*innen und andere medizinische Fachkräfte der Aussage, man müsse mit den Schmerzen leben lernen, etwas Entscheidendes hinzuzufügen haben, nämlich die Empfehlung zur Teilnahme an einem MBSR-Programm zum Abbau von Stress, bei dem sich das »Wie« im Umgang mit chronischen Schmerzen erlernen lässt. Das klingt dann etwa so: »MBSR-Programme bieten ein systematisches Training in der Achtsamkeitsmeditation und deren Anwendung im täglichen Leben. Dabei lernen Sie, Ihre eigenen Ressourcen für inneres Wachstum, Heilung und Transformation einzusetzen, um einen neuen Umgang mit Ihren chronischen Schmerzen zu finden, und zwar im Austausch mit anderen Menschen, die mit ähnlichen Erkrankungen leben müssen, für die es möglicherweise keine befriedigenden ärztlichen und medikamentösen Behandlungsmöglichkeiten gibt.«

Von Anbeginn basierte die Arbeit der MBSR-Klinik auf der wissenschaftlich fundierten Erforschung und Dokumentation der Rolle, die ein solcher Ansatz in der Therapie von Patienten mit chronischen Erkrankungen aller Art, einschließlich verschiedener Schmerzzustände, spielen kann. Dabei haben wir im Verlauf des achtwöchigen Programms die klinischen Befunde der Patient*innen überwacht und über einen Zeitraum von bis zu vier Jahren nach Abschluss des Programms Folgestudien mit den Teilnehmenden durchgeführt.

Durch MBSR lernen
Menschen, besser mit ihren
Schmerzen zu leben,
wobei nicht nur der
Leidensdruck, sondern
oft auch die Intensität der
Schmerzen und die
Abhängigkeit von
Medikamenten nachlassen.

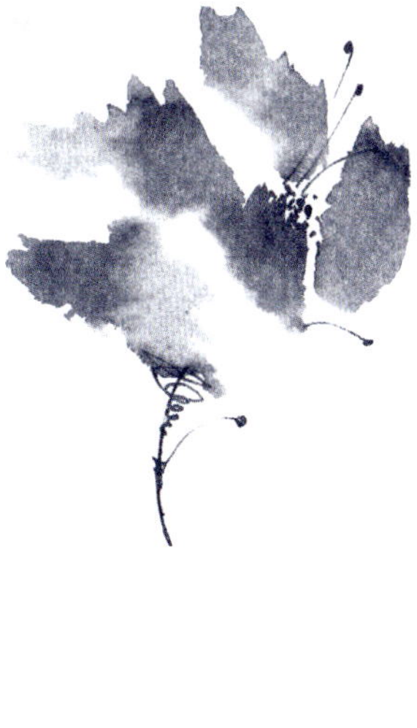

Was wir dabei sahen, waren signifikante positive Veränderungen, die noch lange nach Ende des achtwöchigen MBSR-Programms anhielten. In einigen besonders eindrucksvollen Fällen berichteten unsere Patient*innen von Verbesserungen, die bis zu vier Jahre nach Beendigung des Programms andauerten. Diese Studien wurden in den 1980er-Jahren in medizinischen Fachzeitschriften veröffentlicht.

Auf diesen Entdeckungen bauen heute andere medizinische Zentren, Kliniken und Forschungslabors – einige in Verbindung mit bildgebenden Verfahren zur Untersuchung des Gehirns – mit sorgfältig kontrollierten klinischen Studien auf. Diese Studien zeigen, dass Menschen durch MBSR lernen, besser mit ihren Schmerzen zu leben, wobei nicht nur der Leidensdruck, sondern oft auch die Intensität der Schmerzen und damit die Abhängigkeit von Medikamenten nachlassen.*

Die Basis bildete die jahrzehntelange Pionierarbeit eines ständig wachsenden Netzwerks von Forscher*innen, die ein sehr breites Spektrum klinischer Anwendungen der Achtsamkeit untersuchten. Seither haben MBSR und ähnliche darauf aufbauende Programme sich den Ruf erworben, allgemein zugänglich zu sein und bei einer Vielzahl von chronischen körperlichen und psychischen Erkrankungen die Schmerzen und Leiden, die mit ihnen einhergehen, zu lindern, oder doch einen Weg aufzuzeigen, mit ihnen leben zu lernen.

* Kürzlich hat ein anderes, auf Achtsamkeit beruhendes klinisches Programm namens MORE *(Mindfulness-Oriented Recovery Enhancement)* gezeigt, dass es den Opioidkonsum und -missbrauch bei Menschen, die unter chronischen Schmerzen leiden, drastisch reduziert, was die potenzielle Heilwirkung der Achtsamkeit ebenfalls eindrucksvoll belegt.

**Solange Sie atmen,
ist mit Ihnen mehr in
Ordnung als nicht in
Ordnung, egal, was alles
nicht mit Ihnen stimmt.**

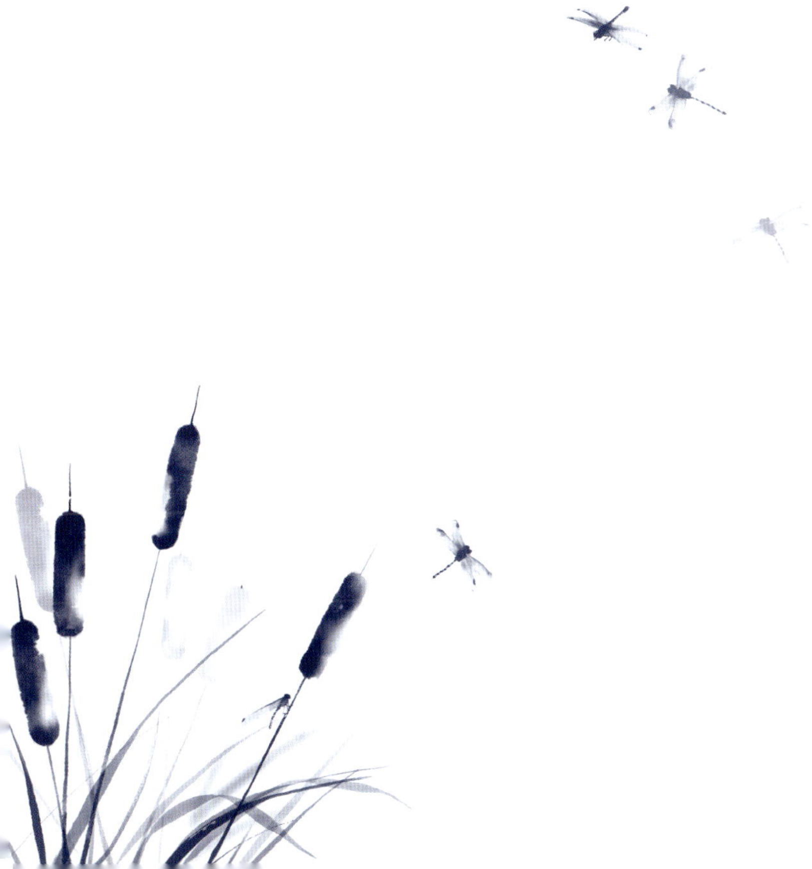

Ganz gleich, mit welcher Diagnose unsere Patient*innen zu uns kommen – chronische Schmerzen, Krebs, Herzkrankheiten und viele andere Erkrankungen: Im ersten persönlichen Gespräch sagen wir ihnen gern, dass aus unserer Sicht, solange sie atmen, mit ihnen mehr in Ordnung als nicht in Ordnung ist, egal, was alles nicht mit ihnen stimmt.

So eine Aussage kann schwer zu akzeptieren sein – auch wenn sie so aufgenommen wird, wie sie gemeint ist –, besonders dann, wenn man unter Schmerzen leidet oder voller Angst ist. Dennoch bleibt sie wahr, selbst wenn Sie nur noch einen Tag zu leben hätten. Das soll nicht heißen, dass MBSR außerhalb der Medizin steht, von der es vielmehr ein integraler Bestandteil ist. Es ist als Ergänzung zu jeder ärztlichen Maßnahme gedacht und nicht als Ersatz für eine angemessene medizinische Versorgung und Therapie. So entsteht eine Partnerschaft, in der wir uns aktiv auf unserem Weg zu mehr Gesundheit und Wohlbefinden einbringen können, wie auch immer es im Moment um uns stehen mag. In Form einer auf jeden Augenblick gerichteten Achtsamkeit stärkt MBSR das in uns, was mit uns »in Ordnung« ist, während wir das, was mit uns »nicht stimmen« mag, der Ärzteschaft überlassen und abwarten, was im Verlauf von acht Wochen und darüber hinaus geschieht.

Teil der Vereinbarung mit unseren Patient*innen ist, dass wir ihnen dabei helfen, auf achtsame und aufmerksame Weise so viel Energie wie möglich in die unvoreingenommene Wahrnehmung dessen zu investieren, was tatsächlich noch mit ihnen stimmt, anstatt sich allein auf das zu konzentrieren, was ihnen »fehlt«, um dann zu sehen, was sich während ihrer achtwöchigen Achtsamkeitsübung tut. Indem Sie an diesem Prozess wirklich *teilhaben* – um für sich herauszufinden, was möglich ist, wenn Sie sich dem ganzen Spektrum Ihrer Erfahrung öffnen, anstatt sich allein auf Ihre aktuellen Beschwerden zu konzentrieren –, werden Sie vielleicht entdecken, dass der Schmerz ein Universum für sich ist und in seiner Intensität und Dauer bemerkenswerten Schwankungen unterliegt. Mit fortgesetzter Übung kann diese Einsicht Sie ganz von selbst dazu bringen, akuten Schmerz und anhaltendes Leiden als getrennte Dimensionen wahrzunehmen.

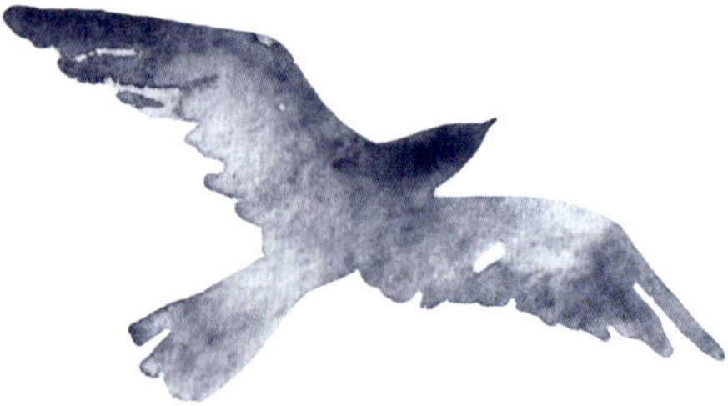

Wir können uns aktiv
auf unserem Weg zu
mehr Gesundheit und
Wohlbefinden einbringen,
wie auch immer es im
Moment um uns stehen mag.

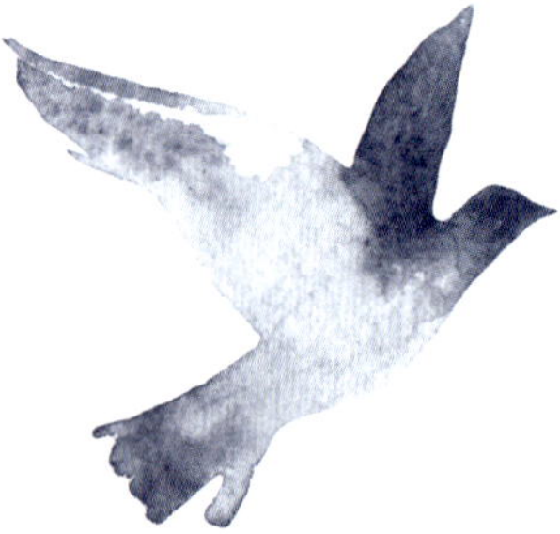

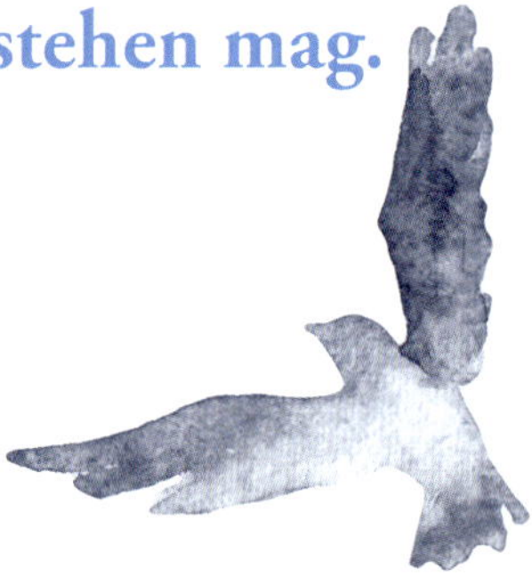

Tausende von Menschen mit den verschiedensten chronischen Erkrankungen haben davon profitiert, zu lernen, wie sie ihren Blickwinkel erweitern und offen bleiben können für das, was jenseits der Aussagen, welche die Medizin zu einem bestimmten Zeitpunkt mit mehr oder weniger Gewissheit über unseren individuellen Zustand machen kann, möglich ist. Sie haben erkannt, wie entscheidend unsere Lebensqualität in jedem Augenblick davon abhängt, wie wir uns innerlich zu dem stellen, was wir zu tragen und zu erdulden haben.

Das gilt nicht minder für unseren Umgang mit unserem Geist und seinen Fähigkeiten. So haben wir alle in jedem Moment unmittelbaren Zugang zum Gewahrsein. Sie können eines Anblicks gewahr sein, eines Geräuschs, eines Geruchs, eines Geschmacks, einer Berührung, einer Körperempfindung, eines Gefühls oder eines Gedankens. Und dieses Gewahrsein ist Ihnen jederzeit erreichbar. Sie können sogar des Gewahrseins selbst gewahr werden, sofern Sie gewillt sind, es als eine Dimension und Fähigkeit für sich zu betrachten, die alle Objekte, die Sie im Gewahrsein halten können, umfasst und dennoch von ihnen verschieden ist. Gewahrsein ist nicht einfach Aufmerksamkeit, auch wenn die gezielte Lenkung der Aufmerksamkeit eine große Hilfe dabei sein kann, das Gewahrsein zu schulen – etwas, das wir mit den verschiedenen geführten Achtsamkeitsübungen kontinuierlich üben werden.

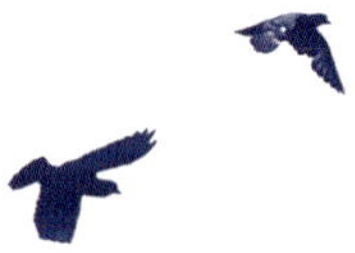

Unser Gewahrsein ist von
einer grenzenlosen Weite und
vermag alles, was in der
Erfahrung auftaucht –
einschließlich unangenehmer
oder schmerzhafter
Empfindungen, Gefühle oder
Gedanken –, einzubeziehen,
anzunehmen und sogar
willkommen zu heißen,
und zwar auf eine erstaunlich
besänftigende und
heilsame Weise.

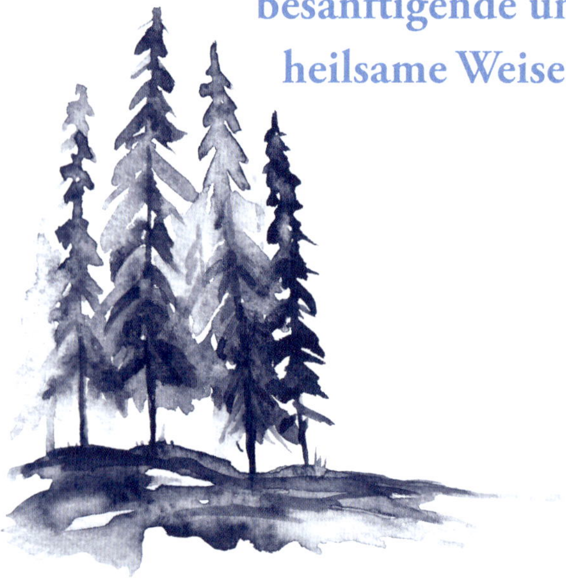

Tatsächlich lässt sich die Achtsamkeit als reines Gewahrsein auffassen. Und Sie müssen es nicht erst entwickeln. Sie besitzen es bereits. Wir könnten sogar sagen: Sie *sind* es bereits. Wie auch immer, es gehört zu Ihnen und ist Ihnen immer verfügbar. Es ist nichts Besonderes und etwas ganz Außerordentliches zugleich. Sie können sich seiner jederzeit bedienen, indem Sie Ihre Aufmerksamkeit auf das lenken, was in diesem Moment für Sie im Vordergrund steht oder von größter Bedeutung ist.

Dennoch ist und bleibt unser Gewahrsein das größte Rätsel der Wissenschaft. Wie sich in jedem beliebigen Moment beobachten lässt, ist es ist von einer grenzenlosen Weite, ohne erkennbares Zentrum und äußere Begrenzung. Was auch immer sein Ursprung sein mag und wie immer es in uns zustande kommt: Offenbar ist es eine grundlegende menschliche Fähigkeit, die uns ermöglicht, um unser eigenes Erleben zu wissen. Dieses Wissen umfasst auch das rein kognitive oder begriffliche Wissen, reicht aber weit darüber hinaus. Sie können sich sofort selbst davon überzeugen: Das Gewahrsein vermag alles, was in der Erfahrung auftaucht – einschließlich unangenehmer oder schmerzhafter Empfindungen, Gefühle oder Gedanken –, einzubeziehen, anzunehmen und sogar (wenn wir uns durch Meditation darin üben) willkommen zu heißen, und zwar auf eine erstaunlich besänftigende und heilsame Weise.

Es ist eine Entdeckungsreise in unsere eigene Erlebniswelt, auf der jeder Fund uns selbst zugutekommt. Das ist das Abenteuer, das Sie hier erwartet. Die Übung der Achtsamkeit bedeutet, tief in uns angelegte Ressourcen zu erschließen und zu nutzen, über die wir alle verfügen, einfach weil wir Menschen sind.

Der Schmerz ist ein Universum für sich und unterliegt in seiner Intensität und Dauer bemerkenswerten Schwankungen. Mit fortgesetzter Übung kann diese Einsicht Sie ganz von selbst dazu bringen, akuten Schmerz und anhaltendes Leiden als getrennte Dimensionen wahrzunehmen.

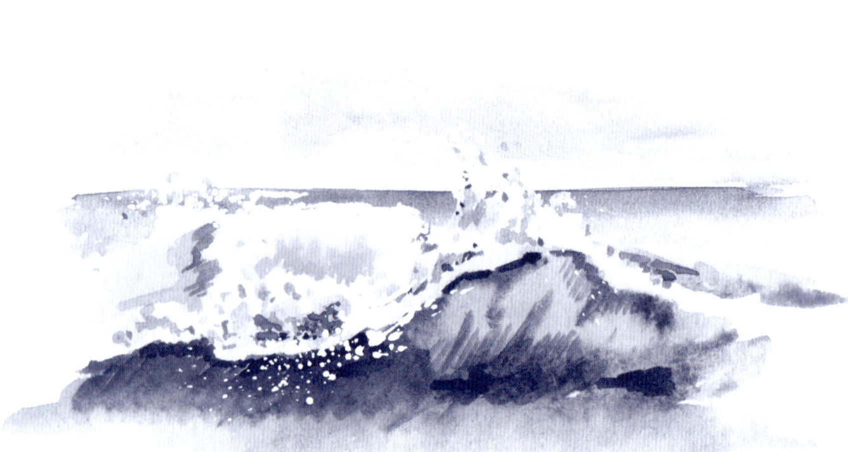

Wie schon gesagt, handelt es sich dabei um unsere natürlichen Fähigkeiten zum Lernen, zu Wachstum, Heilung und Transformation, die in unserer DNA und unserem so bemerkenswerten Gehirn verankert sind. Sie sind unser Fundus als Wesen aus Leib, Seele und Geist, der uns unseren Platz in der großen Gemeinschaft der Menschen und der Natur finden lässt.

All unsere Fähigkeiten, zu heilen und unser Leben zu transformieren, hängen von der Kraft unserer Aufmerksamkeit ab und davon, ob es uns gelingt, in ein inniges Verhältnis zu unserer natürlichen Fähigkeit des Gewahrseins zu treten – zu einem der tiefgründigsten, beachtlichsten und am wenigsten gewürdigten Aspekte unseres Seins.

Auf diesen Seiten und in den geführten Meditationen werden wir uns ganz auf die Entwicklung und Verfeinerung Ihrer Fähigkeit konzentrieren, *Zugang* zu dieser ur-menschlichen Gabe zu finden.

Leider war es, zumindest bis vor Kurzem, nur selten möglich, irgendeine Art von formaler Unterweisung darin zu erhalten. Vielleicht liegt das daran, dass in unserem Bildungssystem und Kulturkreis so viel Wert auf das Denken gelegt wird. Paradoxerweise wird uns nie wirklich beigebracht, wie man die Aufmerksamkeit schult oder wie man im Gewahrsein ruht, obwohl unser Gewahrsein eine mindestens ebenso machtvolle Gabe wie unser Denkvermögen ist. Zum Beispiel können wir, wenn wir es nur wollen, unsere Aufmerksamkeit mühelos auf jeden auftauchenden Gedanken richten, sei er auch noch so beunruhigend, und ihn als das erkennen, was er ist – ein Gedanke, ein flüchtiges Ereignis im Feld des Gewahrseins.

In unserem Gewahrsein
und unserer Gabe der
Aufmerksamkeit liegt –
so seltsam es auch klingen
mag – das Potenzial zur
Heilung und Transformation
unserer Beziehung zu
unserem Schmerz.

Aber was ist überhaupt ein Gedanke? Wir wissen es nicht. Was ist Gewahrsein, und wie kommt es durch neuronale Aktivität im Gehirn zustande? Auch das wissen wir einfach nicht. Auch in der heutigen Zeit ist und bleibt es ein Rätsel. In vielerlei Hinsicht finde ich das sogar beruhigend.

Doch liegt – so seltsam es auch klingt – im Gewahrsein und der Gabe der Aufmerksamkeit das Potenzial zur Heilung und Transformation unserer Beziehung zum Schmerz.

Allerdings erwarte ich im Sinne dieses Programms und unseres gemeinsamen Abenteuers nicht, dass Sie meinen Worten blindlings vertrauen, und das wäre auch gar nicht wünschenswert. Sie sind hier die wahre Expertin, der wahre Experte – für Ihr Leben, Ihre Erlebnisse, Ihre Hoffnungen und Ihre Ängste. Sie halten das Steuer in der Hand.

Meine Rolle ist dabei lediglich die eines Lotsen, der Ihnen anhand wissenschaftlicher Daten zu dem, was wir über Schmerzen und die Verbindung zwischen Körper und Geist wissen, anfänglich ein wenig die Orientierung erleichtert, bis Sie gelernt haben, sich allein auf diesem Gebiet zurechtzufinden, indem Sie alle inneren und äußeren Ressourcen nutzen, die Ihnen Ihr Körper, Ihr Geist, Ihr Leben und Ihre menschlichen Beziehungen zu bieten haben.

Achtsamkeit ist reines Gewahrsein

Wie wir gesehen haben, lässt sich Achtsamkeit als reines Gewahrsein auffassen. Für praktische Zwecke definiere ich sie als das Gewahrsein, das entsteht, wenn wir die Aufmerksamkeit im gegenwärtigen Moment gezielt und frei von Wertungen auf alles richten, was im Erfahrungsfeld auftaucht.

Sie sind hier die wahre Expertin, der wahre Experte – für Ihr Leben, Ihre Erlebnisse, Ihre Hoffnungen und Ihre Ängste. Sie halten das Steuer in der Hand.

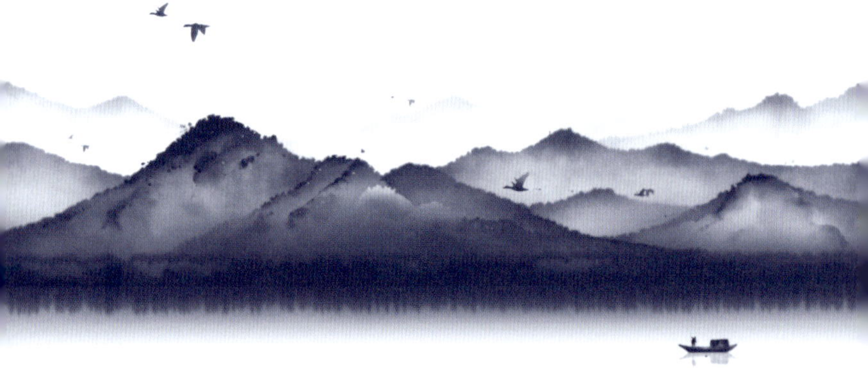

Achtsamkeit ist das
Gewahrsein, das entsteht,
wenn wir unsere
Aufmerksamkeit im
gegenwärtigen Moment
gezielt und frei von
Wertungen auf alles richten,
was im Erfahrungsfeld
auftaucht.

Hier gibt es nichts zu erarbeiten. Sie besitzen die Fähigkeit des Gewahrseins bereits. Sie ist genauso Teil des Menschseins wie die Fähigkeit zu denken oder zu atmen. Tatsächlich ist sie immer da. Ob Sie dessen *gewahr* sind, steht auf einem anderen Blatt. Deshalb werden wir hier den *Zugang* zu unserem eigenen Gewahrsein üben und so lernen, uns regelmäßig aufzuhalten oder sozusagen auch unser Dauerquartier zu beziehen in dem, was wir oben als seine grenzenlose Weite bezeichnet haben, die eine Qualität des Wissens hat, das nicht bloß begrifflich ist. Wenn Sie in sich hineinspüren, werden Sie sofort feststellen, dass das Gewahrsein weder so etwas wie ein Zentrum hat noch einen Umfang im Sinn einer äußeren Begrenzung. Es ist wie der Himmel oder besser wie der Raum. Die Erfahrung lehrt, dass es grenzenlos ist. Es ist auch eine Art Wissen, stellt jedoch eine andere Form von Intelligenz dar als das Denken. Darüber hinaus ist es offenbar umfänglich genug, um jeden Gedanken in sich zu fassen, wie tiefgreifend oder weitreichend er auch sein mag. Es ist daher nicht übertrieben zu sagen, dass das menschliche Gewahrsein in vielerlei Hinsicht seine eigene Kraftquelle ist.

Das Gewahrsein verschafft Ihnen viele Freiräume in Bezug auf Ihre Erfahrungen. Zum einen kann es Ihre Beziehung zu diesen Erfahrungen verwandeln. Wenn Sie etwa zu einem bestimmten Zeitpunkt Schmerzen haben, können Sie, anstatt sie zu bekämpfen oder dagegen anzugehen, einmal damit experimentieren, sich ihnen zuzuwenden und sie willkommen zu heißen. Lassen Sie sich einmal auf das Experiment ein, auf spielerische, neugierige Weise und mit mehr Offenheit auf das zuzugehen, was wir normalerweise nicht beachten wollen, sondern gegen das wir uns anstemmen oder das wir einfach nur loswerden wollen.

Wenn Sie jetzt gerade
Schmerzen verspüren,
können Sie sich fragen:
»Ist mein Gewahrsein des
Schmerzes selbst Schmerz?«
Spüren Sie in sich hinein.
Wenden Sie sich unmittelbar
Ihrer gegenwärtigen
Erfahrung zu.

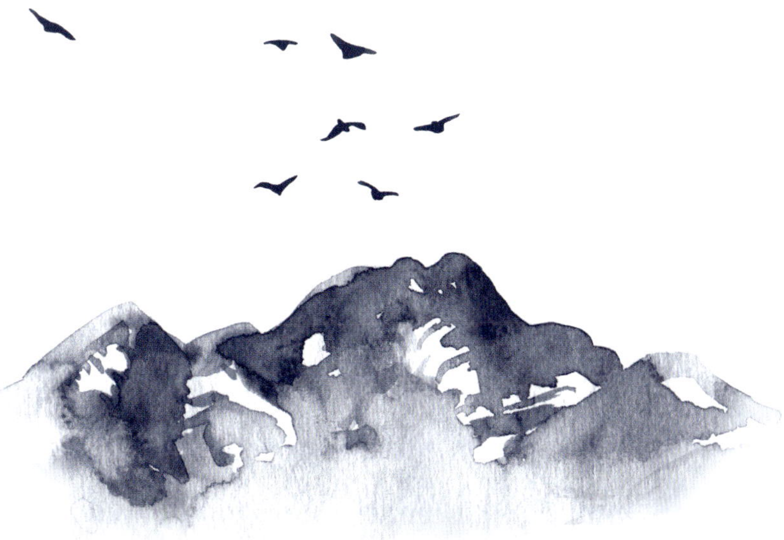

Wenn Sie jetzt gerade Schmerzen verspüren, können Sie die folgende kleine Übung versuchen. Fragen Sie sich: »Ist mein Gewahrsein des Schmerzes selbst Schmerz?« Spüren Sie dann in sich hinein. Wenden Sie sich unmittelbar Ihrer gegenwärtigen Erfahrung zu. Denken Sie nicht darüber nach. Es geht eher darum, zu *spüren,* was vor sich geht, Zeuge dessen zu sein, was auch immer sich in diesem Moment in Ihrer Erfahrung abspielen mag.

Sie können dieses Experiment auch noch weiter ausdehnen, indem Sie sich bei dieser oder einer anderen entsprechenden Gelegenheit fragen, was in Ihrem Körper und Geist vor sich geht:

»Ist mein Gewahrsein der Angst selbst Angst?«
»Ist mein Gewahrsein der Wut selbst Wut?«
»Ist mein Gewahrsein der Traurigkeit selbst Traurigkeit?«

Wie Sie selbst sehen werden, kann dies eine sehr aufschlussreiche und befreiende Art der Erkundigung sein.

Um auf die obige Arbeitsdefinition von Achtsamkeit zurückzukommen: Es ist wichtig, darauf hinzuweisen, dass »wertungsfrei« nicht bedeutet, dass keinerlei Wertungen und emotionalen Reaktionen auftauchen. Sie werden sich sogar haufenweise einstellen! Das ist nur menschlich. »Frei von Wertung« zu sein bedeutet vielmehr, sich klarzumachen, wie wertend der Verstand zuweilen sein kann, ohne dabei das Werten zu bewerten. Bei der Übung und Einübung von Achtsamkeit geht es darum, in einen innigeren Kontakt mit der Erfahrung zu kommen, so wie sie ist, egal ob angenehm, unangenehm oder neutral. Dazu gehört der feste Entschluss, zumindest zu versuchen, jeden wertenden

Impuls, den Sie als solchen erkennen, eine Zeit lang auszusetzen. Und das gilt auch für Ihren Glauben oder Ihre Überzeugung, dass diese Wertungen unbestreitbar wahr sind.

Das Heikle daran ist, dass wir ständig alles bewerten und dazu neigen, automatisch zu reagieren, wenn die Dinge nicht so laufen, wie wir es wollen. Wir neigen außerdem dazu, sehr emotional zu reagieren, vor allem dann, wenn wir leiden.

Ob wir uns nun aber im Tagesverlauf immer wieder achtsam dem Augenblick zuwenden, ob wir den geführten Achtsamkeitsmeditationen folgen oder ob wir ohne Anleitung die Achtsamkeit als formale Übungseinheiten praktizieren: In jedem Fall kann es hilfreich sein, die Wertungen und emotionalen Reaktionen, die dabei unweigerlich auftauchen werden, einfach nur zu beobachten und uns so gut es geht jeder Bewertung zu enthalten – einschließlich der Tatsache, dass unser Geist in jedem Augenblick so bereitwillig mit Werturteilen auf unsere Erfahrungen reagiert.

»Frei von Wertung« zu sein bedeutet, sich klarzumachen, wie wertend der Verstand zuweilen sein kann, ohne dabei das Werten zu bewerten.

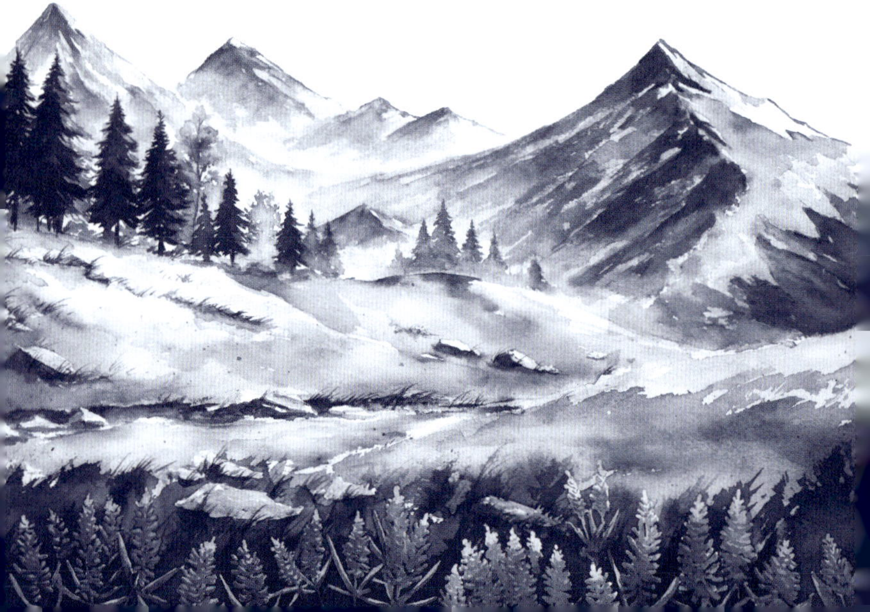

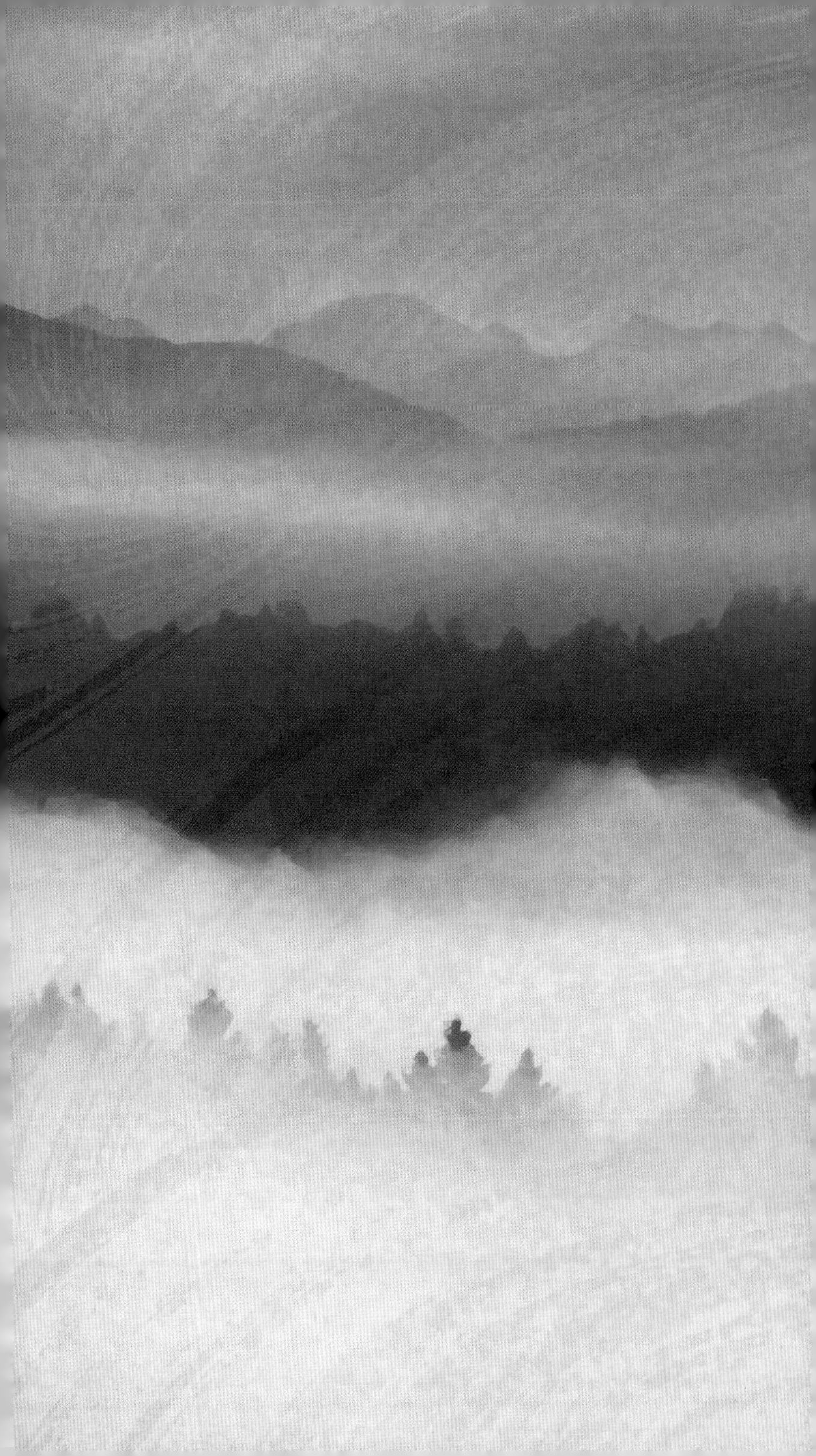

4

Sieben Grundsätze für die Arbeit mit dem Schmerz

Sieben Grundsätze für die Arbeit mit dem Schmerz

Wenn wir uns um ein gezieltes Vorgehen im achtsamen Umgang mit chronischen Schmerzen oder auch anderen schwierigen Aspekten des Lebens bemühen, ist es hilfreich, dabei einige Grundsätze hinsichtlich unserer Betrachtungsweise und inneren Einstellung im Auge zu behalten.

Von den sieben hier genannten Prinzipien sind wir einigen bereits begegnet, und sie sind von so elementarer Bedeutung, dass es sich lohnt, immer wieder auf sie zurückzukommen und sie sich möglichst sogar einzuprägen. Genau wie bei den eigentlichen Meditationsübungen ist es sinnvoll, sich diese Prinzipien regelmäßig ins Gedächtnis zu rufen, möglichst täglich, vielleicht schon beim Erwachen am Morgen oder sogar in jedem einzelnen Moment des Tages.

Wollen Sie Ihr Verhältnis zum Schmerz verwandeln, gilt es, auf die tief in Ihnen liegenden Ressourcen zurückzugreifen, die Ihnen durch Ihren Körper und Ihren Geist zur Verfügung stehen, und sie zu nutzen, um in jedem Augenblick eines jeden Tages Ihre Lebensqualität zu verbessern.

1. Solange Sie atmen, ist mit Ihnen mehr in Ordnung als nicht in Ordnung, egal, was alles nicht mit Ihnen stimmt.

Wollen Sie Ihr Verhältnis zum Schmerz verwandeln, gilt es, auf die tief in Ihnen liegenden Ressourcen zurückzugreifen, die Ihnen durch Ihren Körper und Ihren Geist zur Verfügung stehen, und sie zu nutzen, um in jedem Augenblick eines jeden Tages Ihre Lebensqualität zu verbessern.

2. Die Kraft der Achtsamkeit liegt im gegenwärtigen Augenblick.

Im gegenwärtigen Moment liegt eine gewaltige Kraft, und dennoch leben wir die meiste Zeit über in der Vergangenheit oder in der Zukunft – in unseren Erinnerungen oder in der ständigen Vorwegnahme des Kommenden, immerzu sorgend oder planend. Nur selten erkennen wir, wie viel Kraft und Heilkraft darin liegt, ganz in *diesem* Augenblick zu sein, dem einzigen, in dem sich unser Leben jemals abspielen wird.

So seltsam es klingen mag, scheint es eine echte Herausforderung für uns zu sein, im gegenwärtigen Moment zu leben – selbst dann, wenn uns bewusst ist, dass er die einzige Zeit ist, die uns zur Verfügung steht, um zu lernen, zu wachsen, uns mit den Realitäten abzufinden und um anderen unsere Zuneigung, Wertschätzung und Liebe zu zeigen. All das bedarf einer ebenso behutsamen wie beharrlichen Übung darin, sich immer wieder die Bedeutung dieses Augenblicks im wahrsten Sinne zu vergegenwärtigen.

Der gegenwärtige Moment ist die einzige Zeit, die uns zur Verfügung steht, um zu lernen, zu wachsen, uns mit den Realitäten abzufinden und um anderen unsere Zuneigung, Wertschätzung und Liebe zu zeigen.

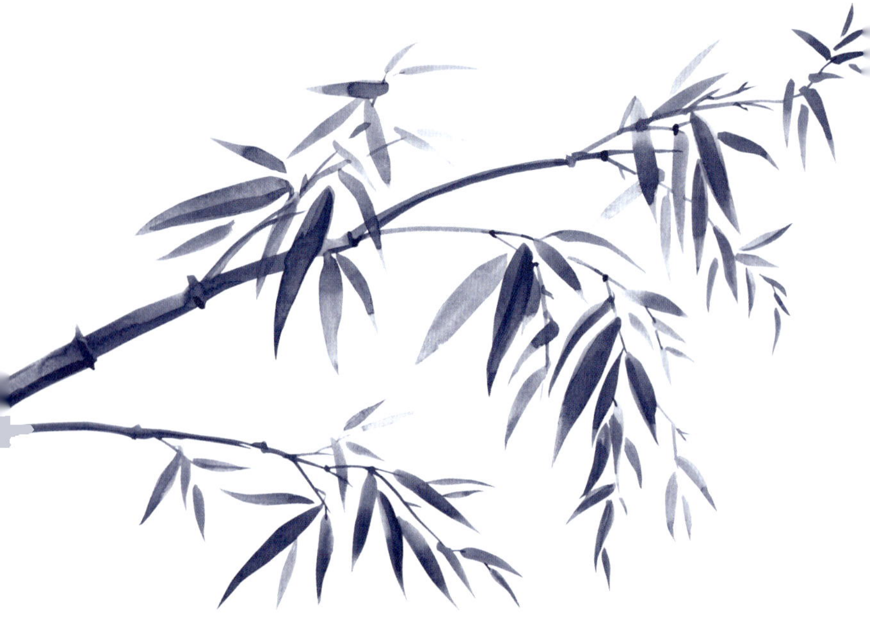

3. Im gegenwärtigen Augenblick zu Hause sein.

Natürlich überlassen wir uns nur zu gern dem gegenwärtigen Moment, solange er unseren Wünschen entspricht. Aber im Allgemeinen ist das, was in diesem Moment geschieht, für unser Denken und Fühlen nicht annähernd so gut oder erfreulich, wie wir es gerne hätten.

Und das gilt in aller Regel auch dann, wenn wir nicht unter chronischen Schmerzen leiden. Ob das bei Ihnen nun aber der Fall ist oder nicht: Ist Ihnen schon einmal aufgefallen, wie häufig Sie sich die Dinge anders wünschen, als sie tatsächlich sind?

Natürlich wollen wir nicht im gegenwärtigen Moment zu Hause sein, wenn er in irgendeiner Weise unangenehm ist oder unerfreulich. Und ganz sicher nicht dann, wenn wir starke Schmerzen haben. Folglich neigen wir dazu, uns auf die eine oder andere Weise abzulenken, um der Realität dieses ungeliebten Augenblicks zu entfliehen.

4. Angesichts unangenehmer Situationen wählen wir normalerweise unter zwei Optionen.

Sind wir mit einer Situation konfrontiert, die uns nicht behagt und die wir uns gerne ersparen möchten, reagieren wir für gewöhnlich auf zweierlei Art: Entweder verschließen wir davor die Augen und tun alles, um sie zu ignorieren oder uns ihr zu entziehen. Oder wir befassen uns mit nichts anderem mehr, indem wir unsere Gedanken endlos um unsere Probleme kreisen lassen. In beiden Fällen fühlen wir uns als Opfer der Situation.

Im ersten Fall suchen wir unser Heil in den bewährten Methoden der Ablenkung vom Schmerz und Unbehagen, wie Alkohol, Drogen, Essen, Handysucht, exzessives Fernsehen, endloses Scrollen und Posten in den sozialen Netzwerken – kurz, ein Ablenkungsmanöver folgt dem anderen, auch wenn diese Bewältigungsstrategien alles andere als ein dauerhaftes Gefühl der Zufriedenheit vermitteln.

Zwar verschaffen uns diese Strategien bis zu einem gewissen Grad vorübergehende Erleichterung, aber abgesehen von dem ihnen innewohnenden Suchtpotenzial bergen sie auch die Gefahr der Abkapselung und der zunehmenden Unzufriedenheit. Gehen wir nicht besonnen mit der Welt unserer digitalen Kommunikation um, kann unser analoges Leben erheblich darunter leiden, indem sie viele unserer wertvollsten Augenblicke ihres Gehalts beraubt und unser Leben auf lange Sicht noch stressiger und komplizierter macht.

Die Teilnehmer*innen einer entsprechenden Studie aus dem Jahr 2021 schauten im Durchschnitt über 250-mal am Tag auf ihr Handy, also etwa sechzehnmal pro Stunde, die Nachtstunden nicht eingerechnet. Ein sinnvolles Gegenmittel wäre: Achten Sie auf den Impuls, nach dem Handy zu greifen, und machen Sie daraus eine eigene Meditationsübung, mit deren Hilfe Sie schnell dahin kommen werden, diesem Impuls weniger häufig, mit mehr Zurückhaltung und mehr Bedacht zu folgen.

Eine andere Gefahr besteht darin, dass wir in den unliebsamen Situationen, in denen wir stress- oder schmerzgeplagt sind, aufgrund unserer Frustration schnell gereizt, unwirsch und aggressiv reagieren. Das ist gewiss nachvollziehbar, aber nicht unbedingt hilfreich.

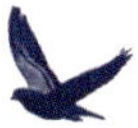

Irgendwann erkennen wir, dass es unsere Situation nicht besser macht, wenn wir all unsere Probleme auf unsere Schmerzen schieben.

Eine weitere Falle bei der Konfrontation mit dem Schmerz ist die verständliche Tendenz, sich emotional abzuschotten, sich von den Menschen und aus dem Leben zurückzuziehen und somit in einen Dauerzustand körperlicher und seelischer Apathie zu geraten.

Keine dieser unzweckmäßigen Bewältigungs- und Ausweichstrategien trägt wirklich zu unserem Glück und Wohlbefinden bei.

Gute Miene zum bösen Spiel zu machen bringt uns auf Dauer ebenfalls nicht weiter.

Irgendwann erkennen wir aber hoffentlich, dass es unsere Situation nicht besser macht, wenn wir all unsere Probleme auf unsere Schmerzen schieben, sosehr es auch nachvollziehbar sein mag – denn tatsächlich verstärkt das oft unsere Frustration oder auch unsere Verzweiflung.

5. Es gibt eine völlig andere Art, mit Schmerzen umzugehen.

Es gibt einen ganz anderen Weg, mit Schmerz und Bedrängnis umzugehen – und er besteht eher in einer Art des Seins als des Tuns, bei dem wir unaufhörlich versuchen, etwas zu erzwingen oder uns gegen etwas zur Wehr zu setzen. Dieser andere Weg bedeutet nicht, dass Sie versuchen, den Schmerz zu verdrängen oder zu unterdrücken. Auch führt er nicht, wie man meinen könnte, dazu, dass Sie sich vom Schmerz überwältigt fühlen.

Das ist der Weg der Achtsamkeit – als ein Weg, uns in jedem Augenblick unserer Erfahrung zu öffnen und uns mit ihr anzufreunden. Wir sind in ihr präsent. Wir gehen mit ihr auf Tuchfühlung. Wir heißen sie willkommen. Auf diese

Weise können wir uns sogar für winzige Momente in der Achtsamkeit üben, indem wir ein wenig in das Schmerzerlebnis eintauchen und nur so weit, wie unsere derzeitige Motivation und unser aktuelles Energieniveau es zulassen. Das Entscheidende dabei ist, für diese kurzen Momente möglichst offen, interessiert und neugierig in die Erfahrung hinein- und wieder aus ihr herauszugehen, und das immer wieder aufs Neue.

**Achtsamkeit ist der Weg,
uns in jedem Augenblick
unserer Erfahrung zu
öffnen und uns mit ihr
anzufreunden.**

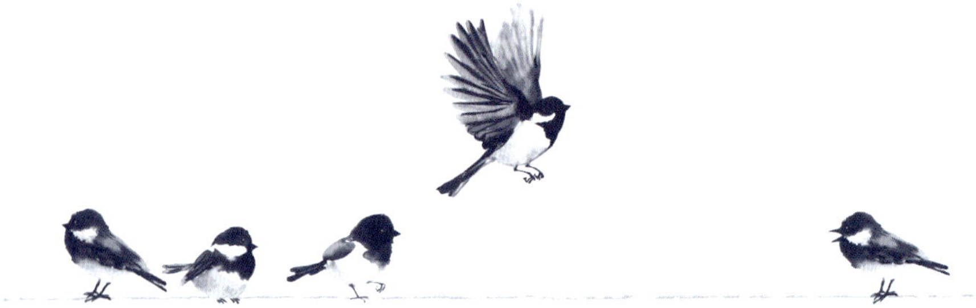

Angesichts einer chronischen Schmerzerkrankung, bei der uns die Medizin nur bis zu einem bestimmten Punkt hat helfen können, gilt, so seltsam das auch klingen mag: Wir entwickeln und vertiefen in uns Achtsamkeit, Einsicht und Gleichmut, indem wir uns dem zuwenden, was zu spüren und zu erfahren wir am meisten fürchten. »Lernen, damit zu leben« bedeutet, dass wir uns schrittweise der Erfahrung öffnen, in sie hineinspüren und uns so gut es geht mit ihr anfreunden. Aber vergessen Sie nicht: Wir tun dies nur in dem Maße, wie es zu einem gegebenen Zeitpunkt unserer Bereitschaft entspricht. Wir tun dies nur in dem Maße, in dem wir bereit sind, uns dem ganzen Spektrum unserer Erfahrung zuzuwenden, mitsamt ihren unangenehmen, unerfreulichen und unerwünschten Aspekten. Und wir öffnen uns ihr mit so viel Wohlwollen uns selbst gegenüber, wie wir nur können.

Wir heißen, was immer geschieht, willkommen, und zwar aus dem einfachen Grund, *weil es bereits geschieht*. Was immer wir empfinden, wir empfinden es bereits. Die Frage ist, wie wir in diesem Augenblick auf weise Art dazu in Beziehung treten können. Jeder Versuch, davor die Augen zu verschließen, läuft nur darauf hinaus, die Situation in ihrer Realität zu leugnen. Und so verständlich dieses Bestreben auch sein mag, hilft es doch wenig dabei, sich mit den Dingen abzufinden, wie sie nun einmal sind – was die Hauptsache beim *Heilungs*prozess ist, bei dem es nicht darum gehen kann, etwas zu *reparieren*. Nicht minder gilt das für unseren Hang, in Versagensgefühle, Resignation, Depression und Selbstmitleid zu verfallen. All das macht die Sache letztlich nur noch schlimmer.

Was immer geschieht,
geschieht bereits.
Die Frage ist, wie wir in
diesem Augenblick auf weise
Art dazu in Beziehung
treten können.

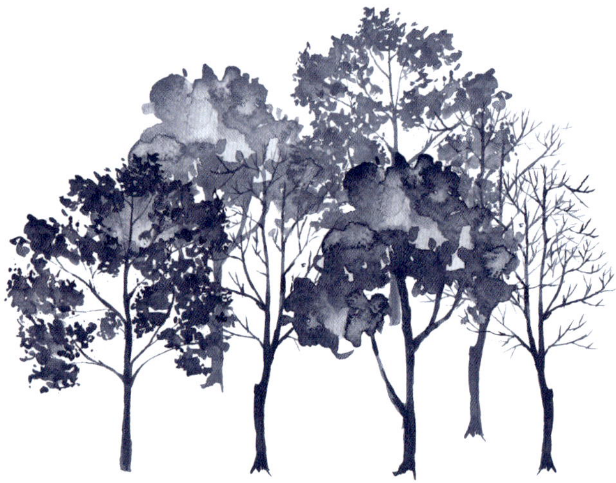

Wenden wir uns innerlich von unserer Schmerzerfahrung ab, dann wenden wir uns damit eigentlich von der Chance ab, aus dem Schmerz das zu lernen, was er uns in seiner ganzen Vielschichtigkeit zu lehren hat. Wenden wir uns ab, mag das manchmal einfacher erscheinen, besonders wenn wir uns deprimiert, niedergeschlagen oder hoffnungslos fühlen; aber so finden wir vielleicht nie den Zugang zu den neuen Möglichkeiten, den neuen Anfängen, den neuen Wegen des Seins, die uns hier und jetzt zur Verfügung stehen, inmitten unserer eigenen Lebensumstände, in unserem eigenen Geist und unserem eigenen Körper, so wie sie jetzt, in diesem Augenblick sind.

Wenden wir uns ab, werden wir vielleicht nie erfahren, dass wir tatsächlich an Kraft und Flexibilität gewinnen können, womit wir es auch immer zu tun haben, indem wir, zumindest für diesen Moment, unsere Situation annehmen und *mit* ihr arbeiten, so wie sie ist. Wenden wir uns ab, werden wir vielleicht nie erfahren, dass es ganz neue und wirksame Möglichkeiten gibt, aus dem zu lernen, was wir im Moment zu tragen haben, und unsere Beziehung zu dem Leiden, das wir jetzt durchmachen, zu verwandeln.

Wir können an Kraft und
Flexibilität gewinnen,
womit wir es auch immer
zu tun haben.

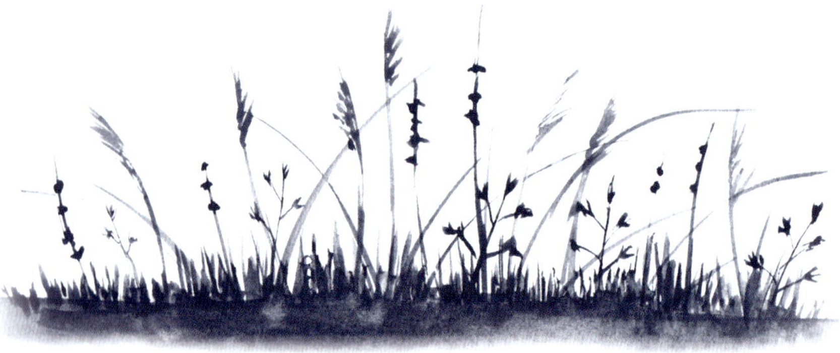

Wir entwickeln Resilienz
durch ständige Übung;
es ist ein Weg, um
auszukommen und gut
auszukommen mit dem,
was das Leben uns
zu bieten hat.

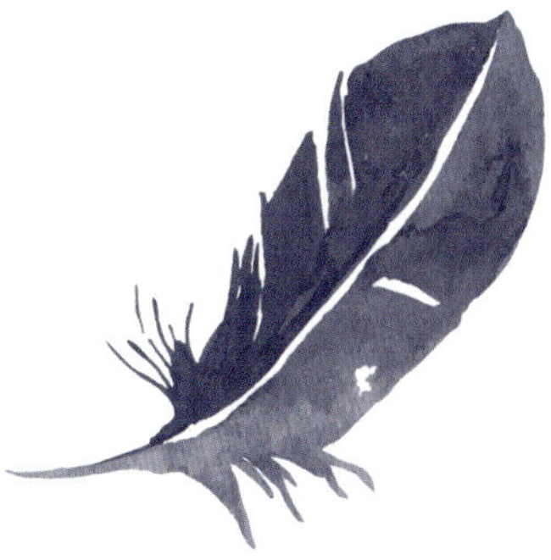

In der Regel eröffnet uns der Weg der Achtsamkeit, auf dem wir uns, auch wenn es schwerfällt, unseren Erfahrungen zuwenden und für sie öffnen, neue Perspektiven und neue Möglichkeiten, mit unserer Situation im gegenwärtigen Moment zurechtzukommen, ob wir ihn mögen oder nicht, ob wir ihn wollen oder nicht.

Mit dieser Geste, uns auch unseren unangenehmen und unerwünschten Erfahrungen mit Interesse und Neugier *zuzuwenden* und mit ihnen *anzufreunden,* bauen wir unsere Widerstandskraft und innere Stärke auf. Wir entwickeln Resilienz durch ständige Übung; es ist ein Weg, um auszukommen und gut auszukommen mit dem, was das Leben uns zu bieten hat, indem wir uns dem Wunder – und der Zerreißprobe – des Lebens in all seinen Facetten stellen, der »ganzen Katastrophe« des menschlichen Daseins, um mit Alexis Sorbas aus dem gleichnamigen Filmklassiker zu sprechen.

6. Sich Augenblick für Augenblick der Erfahrung öffnen.

Wie gesagt, geht es auf dem Weg der Achtsamkeit darum, zu lernen, sich in jedem Augenblick auf liebevolle und mitfühlende Weise der eigenen Erfahrung zu öffnen, ob diese angenehm, unangenehm oder von so neutraler Natur ist, dass sie uns zunächst vielleicht gar nicht zu Bewusstsein kommt. Zugleich sind wir aufgefordert zu erkennen, wie leicht unser Geist reagiert und urteilt, und möglichst jeden Augenblick so zu nehmen, wie er ist, ohne die Erfahrung als gut, schlecht oder auch gleichgültig zu bewerten.

Auf dem Weg
der Achtsamkeit geht es
darum, zu lernen,
sich in jedem Augenblick
auf liebevolle und
mitfühlende Weise
der eigenen Erfahrung
zu öffnen, ob diese
angenehm, unangenehm oder
von so neutraler Natur ist,
dass sie uns zunächst
vielleicht gar nicht zu
Bewusstsein kommt.

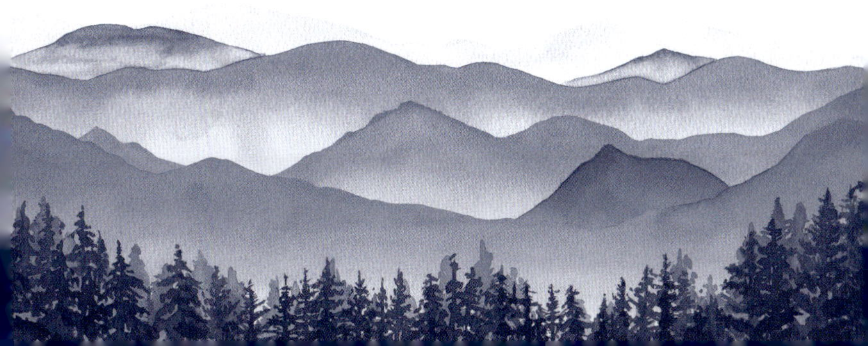

Das bedeutet nicht, dass wir nicht auch weiterhin voller Widerstände und Wertungen sein werden. Es bedeutet, dass wir in uns die Absicht schaffen können, nicht ständig unserem Hang zum Urteilen zu folgen, mit dem wir alles und jedes oft im Bruchteil einer Sekunde als positiv oder negativ bewerten. Wir können unsere Tendenz erkennen und bezähmen, automatisch und kopflos, dafür aber umso emotionaler – mit Wut, Hass, Ablehnung oder Frustration – auf das zu reagieren, was wir nicht mögen oder als bedrohlich erleben und von dem wir einfach nur wünschen, es möge verschwinden. Ebenso können wir mit wachsender Achtsamkeit unseren Drang erkennen und bezähmen, uns an das zu heften und zu klammern, was wir mögen und von dem wir mehr haben wollen oder uns wünschen, es würde länger dauern.

In beiden Fällen geraten wir in dem fraglichen Augenblick zumindest etwas, wenn nicht völlig aus dem Gleichgewicht und büßen somit von unserer Seelenruhe und Gelassenheit ein. Tatsächlich können wir aber in jedem Augenblick, und sei er noch so spannungsgeladen, Abhilfe schaffen, indem wir innerlich einen Schritt zurücktreten und zum Gewahrsein zurückkehren. Dabei hilft uns insbesondere das Atemgewahrsein mit seiner erdenden und stabilisierenden Wirkung. Auf diese Weise gewinnen wir, sofern wir es zulassen, in jedem beliebigen Moment, der immer *dieser* Moment sein wird, eine umfassendere Perspektive von dem, was immer sich in ihm entfaltet.

Wenden wir uns unserer Erfahrung in jedem Moment auf achtsame Weise zu, eröffnet sich uns damit unmittelbar ein neuer Weg zur emotionalen Ausgeglichenheit in ebenjenen Situationen, die normalerweise Auslöser für Stressreaktionen und emotionalen Aufruhr sind. Achtsamkeit ist weder ein Ideal, dem wir uns verschreiben, noch ein spezieller »Geisteszustand«, den wir anstreben. Im Gegenteil, Achtsamkeit ist schlicht und einfach das Gewahrsein selbst. Es ist eine angeborene Fähigkeit, über die wir alle verfügen, eine innere Ressource, die uns jederzeit zur Verfügung steht und die zu erkennen und sehr viel häufiger und auf verlässlichere Weise zu nutzen wir uns selbst beibringen können. Die Frage ist nur, ob wir den *Zugang* zu unserem Gewahrsein finden, insbesondere in den Momenten, in denen wir es am meisten nötig haben. Warum? Weil wir dazu neigen, uns ständig im Strom unserer Gedanken zu verlieren oder uns von unseren emotionalen Reaktionen fortreißen zu lassen. Das ist genau der Punkt, an dem die Übung der Achtsamkeit ansetzt. In der Meditationspraxis werden wir uns unserer Gedanken und Gefühle weit mehr als eines inneren *Geschehens* bewusst, das sich einfach nur im Feld des Gewahrseins abspielt, anstatt Realität für sich beanspruchen zu können oder der »Wahrheit« zu entsprechen, was es in aller Regel nicht tut.

Mit der Zeit und entsprechender Übung werden wir vielleicht feststellen, dass es zu unserer Grundhaltung, zu unserem »Standardmodus« wird, weniger emotional zu reagieren, weniger kritisch zu urteilen, wohlwollender und nachsichtiger gegenüber uns selbst und dem zu sein, was immer wir im jeweiligen Moment erfahren. Vielleicht stellen wir dabei auch fest, dass Affekte wie Wut, Empörung, Angst oder Selbstablehnung, mit denen wir auf alles reagieren, was uns unangenehm oder zuwider ist, zu einer Art seelischer und körperlicher Verkrampfung führen, die unseren Schmerz, unser Leiden und unsere Not nur noch verschlimmert. Wenn wir also die Art und Weise verändern, wie wir auf die Ereignisse in unserem Leben reagieren, kann dies eine sehr positive, weitreichende und manchmal sogar erlösende Wirkung auch auf unseren Schmerz haben. Und ein großer Teil dieser Veränderung vollzieht sich ganz natürlich, ohne dass wir etwas erzwingen müssten, sondern einfach indem wir uns in behutsamer Weise auf die einzelnen Augenblicke in unserem Leben einlassen.

Achtsamkeit ist weder ein
Ideal, dem wir uns
verschreiben, noch ein
spezieller »Geisteszustand«,
den wir anstreben.
In der Meditationspraxis
werden wir uns unserer
Gedanken und Gefühle weit
mehr als eines inneren
Geschehens bewusst, das sich
einfach nur im Feld des
Gewahrseins abspielt,
anstatt Realität für sich
beanspruchen zu können
oder der »Wahrheit« zu
entsprechen, was es in
aller Regel nicht tut.

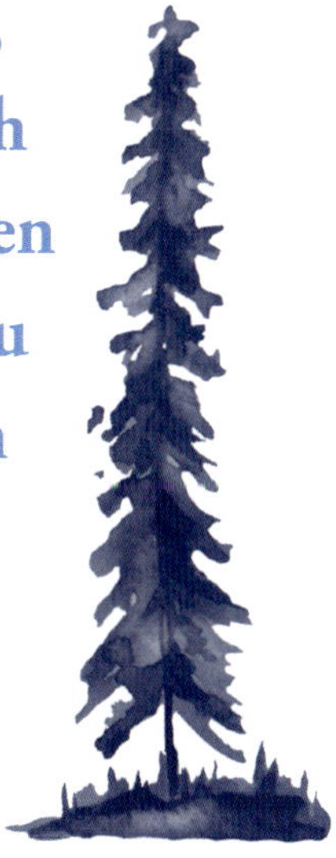

Wenn wir die Art und Weise verändern, wie wir auf die Ereignisse in unserem Leben reagieren, kann dies eine sehr positive, weitreichende und manchmal sogar erlösende Wirkung auch auf unseren Schmerz haben.

7. Es geht nicht darum, irgendetwas zum Verschwinden zu bringen.

Wir versuchen nicht, unseren Schmerz zu beseitigen oder ihn zu »kontrollieren«. Ebenso wenig versuchen wir, unsere Gefühle zu unterdrücken. Wenn wir uns in der Achtsamkeit üben, versuchen wir nicht, irgendetwas in uns zu reparieren – auch wenn wir uns das vielleicht wünschen und auch, wenn wir uns hilflos fühlen und zornig sind, weil die Medizin nicht einfach in Ordnung bringen kann, was uns zu schaffen macht. Im Gegenteil, wir suchen einfach einen Platz, um uns niederzulassen – einen Rückzugsort, an dem wir in diesen Augenblick eintauchen können und der uns vielleicht eine kleine Atempause gewährt, eine Zuflucht inmitten des Sturms, ohne dass irgendetwas anders werden muss.

Diese Haltung des »Nicht-Tuns« oder dieses Eintreten in die »Dimension des Seins« kann auf sehr rasche und überraschende Weise zu einer Veränderung in unserem Schmerzerleben oder zumindest in unserer Beziehung zum Schmerz führen.

Wir suchen einfach
einen Platz, um uns
niederzulassen –
einen Rückzugsort,
an dem wir in diesen
Augenblick eintauchen
können und der uns vielleicht
eine kleine Atempause
gewährt, eine Zuflucht
inmitten des Sturms, ohne
dass irgendetwas anders
werden muss.

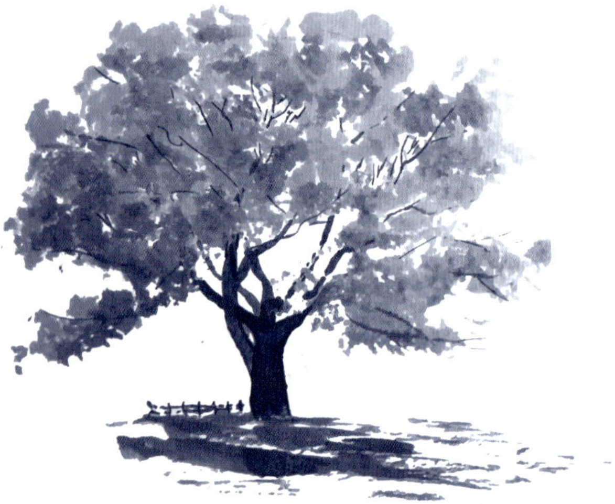

In jenen anderen Augenblicken jedoch, in denen wir vielleicht zu sehr in unseren Denkgewohnheiten feststecken – gefangen in denselben alten Gedankengängen in Bezug auf unseren Gesundheitszustand und im verzweifelten Wunsch, woanders zu sein, repariert zu sehen, was wir für kaputt halten, oder ein Ärgernis los zu sein –, kann dieses Verlangen selbst und unsere Fixierung darauf unseren Schmerz, unser Leid und unsere Unzufriedenheit verlängern. Es ist so, als ob wir, indem wir diese Energie in uns nähren, uns selbst einsperren und verhindern würden, dass sich unsere Erfahrung verändert. Die Welt und unser Körper sind in ständigem Wandel begriffen. Es ist ein Naturgesetz: das Gesetz der Unbeständigkeit. Alles wandelt sich. Warum sollte das Leiden davon eine Ausnahme machen?

Es ist wichtig, sich daran zu erinnern, dass Geduld und Toleranz angesichts des Unerwünschten sowohl kurz- als auch langfristig manchmal eine sehr wirksame Strategie sein können, um den Dingen zu erlauben, sich zu verändern und sogar von selbst zu heilen.

Die Welt und unser Körper sind in ständigem Wandel begriffen. Es ist ein Naturgesetz: das Gesetz der Unbeständigkeit. Alles wandelt sich. Warum sollte das Leiden davon eine Ausnahme machen?

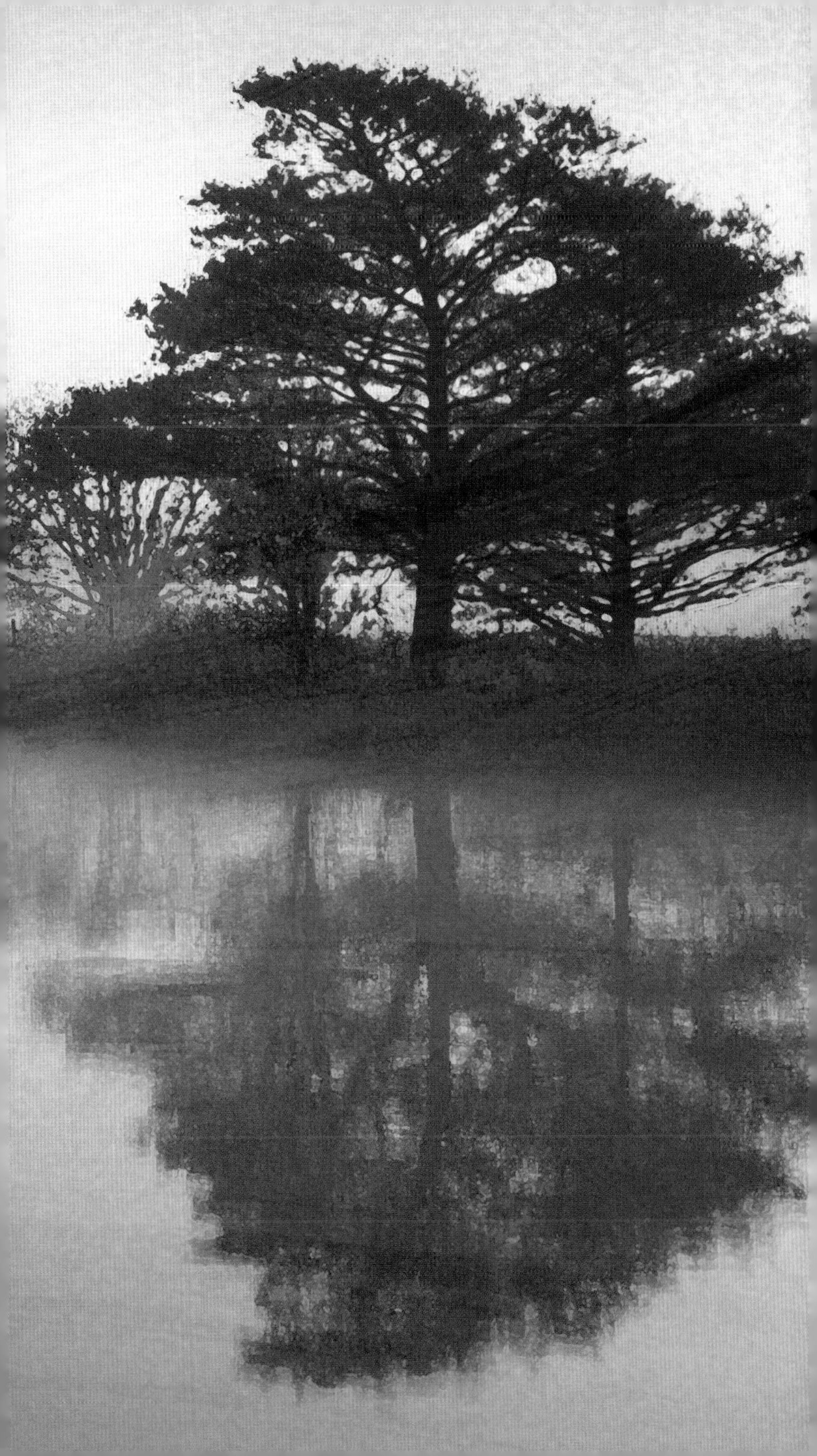

5

Wie man Achtsamkeit kultiviert

Wie man Achtsamkeit kultiviert

Sofern Sie offen dafür sind, schlage ich vor, dass Sie in den kommenden Tagen, Wochen, Monaten und Jahren regelmäßig die Inhalte wiederholen, durchdenken und umsetzen, auf die in den verschiedenen Abschnitten dieses Buches immer wieder verwiesen wird. Achtsamkeit ist eine Lebensaufgabe, und wir leisten sie im doppelten Sinne: zum einen, um im gegenwärtigen Augenblick zu Hause zu sein, und zum anderen, um unsere Lebensqualität Schritt für Schritt zu verbessern. Bewahren Sie diese Übungen im Sinn und setzen Sie sie im Laufe des Tages so gut es geht um – mit einer gewissen Leichtigkeit, aber auch in der festen Absicht, keinen Augenblick Ihres Lebens zu versäumen. Diese Art, zum Schmerz und allem Unerwünschten in eine weisere Beziehung zu treten, wird Ihnen dann nach und nach zur zweiten Natur werden. Während Sie Ihren Meditationsübungen nachgehen, werden Sie auch lernen, nicht zu hart mit sich zu sein, wenn es Momente gibt, in denen Sie ein bestimmtes Resultat oder Gefühl anstreben, es also zu sehr darauf anlegen, und enttäuscht oder frustriert sind, wenn sich nicht einstellt, was Sie sich erhofft haben.

Dasselbe gilt, wenn Sie sich dabei ertappen, dass Sie die Meditationspraxis über längere Zeit ganz vernachlässigt haben. All das ist Teil der Übung, vor allem, wenn Sie sich dessen bewusst werden und immer wieder zu Ihrem Leben zurückfinden, wie es sich in diesem Augenblick entfaltet.

Das Gewahrsein lässt sich als ein besonderes Sinnesorgan auffassen, das nötig ist, um aller anderen Sinneseindrücke samt unserer Gedanken- und Gefühlswelt innezuwerden.

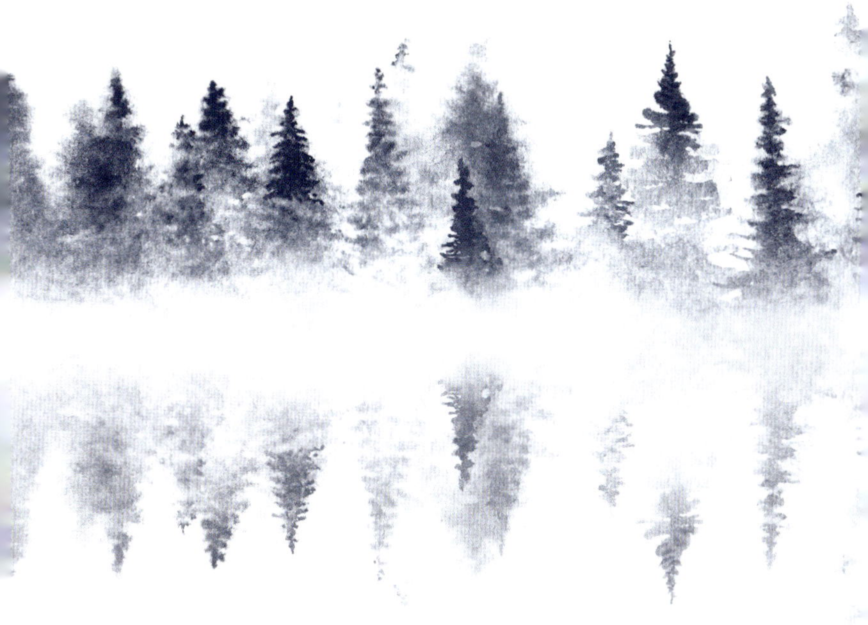

Die tägliche Übung der Achtsamkeit, ob als formale oder nicht formale Meditationspraxis, hat das Potenzial, nicht nur Ihre Denkweise zu verändern und zu erweitern, sondern, was noch wichtiger ist, die Art und Weise, wie Sie über all Ihre Sinne mit dem Leben auf Tuchfühlung gehen. Tatsächlich lässt sich das Gewahrsein als ein besonderes Sinnesorgan auffassen, das nötig ist, um aller anderen Sinneseindrücke samt unserer Gedanken- und Gefühlswelt innezuwerden.

Sie werden erfahren, dass all diese Achtsamkeitsübungen verschiedene Türen sind, die in ein und denselben Raum führen: den Raum des Gewahrseins selbst. Gewahrsein ist eine Form der menschlichen Intelligenz, die wir alle schon besitzen, jede*r Einzelne von uns, und die systematisch zu nutzen wir lernen können. Das Gewahrsein hat seine eigenen Vorzüge und ist dabei sehr viel zuverlässiger, ausgewogener und aufschlussreicher als unsere üblichen Denkprozesse, wie sie sich in vielen unserer bedrängendsten Augenblicke abspielen. Versuchen Sie also, soweit es Ihnen möglich ist, sich daran zu erinnern, Achtsamkeit zu Ihrer Grundhaltung, Ihrem Standardmodus im Alltag werden zu lassen, im Vertrauen auf die angeborene Weisheit Ihres Körpers und Ihres Geistes, während sich Ihr Leben von Augenblick zu Augenblick in Gewahrsein entfaltet.

Lassen Sie Achtsamkeit zu Ihrer Grundhaltung, Ihrem Standardmodus im Alltag werden, im Vertrauen auf die angeborene Weisheit Ihres Körpers und Ihres Geistes, während sich Ihr Leben von Augenblick zu Augenblick in Gewahrsein entfaltet.

Vielleicht nehmen Sie das Buch von Zeit zu Zeit erneut zur Hand, um immer wieder einmal darin zu lesen – auch wenn es nur hier und da ein paar Zeilen oder ein oder zwei Absätze sind –, und wenden, was Sie daraus entnehmen, auf das an, was immer sich in diesem Moment in Ihrem Leben ereignet.

Auch wäre es optimal, sich der wiederholten Lektüre regelmäßig im Wechsel mit den geführten Meditationen zu widmen, die im nächsten Kapitel beschrieben werden. Mit dieser kombinierten Vorgehensweise werden Sie angesichts dessen, was Ihnen auch immer im Inneren und Äußeren begegnet, aktiv die Kraft des nicht wertenden Gewahrseins in sich nähren, Augenblick für Augenblick und Tag für Tag. Wie wir gesehen haben, ist Gewahrsein das Tor zur Befreiung vom Leiden. Es ist in jedem Augenblick verfügbar, in dem wir uns daran erinnern, es uns nutzbar zu machen und darin heimisch zu werden.

Üben Sie sich darin, systematisch mit Ihrem ganzen Körper zu arbeiten, so wie er an dem jeweiligen Tag ist; mit Ihrem Atem; mit allen Empfindungen von Schmerz oder Unbehagen; mit allen Einschränkungen Ihrer Beweglichkeit; mit Ihren Gedanken, Gefühlen und verschiedenen Gemütsverfassungen; und vor allem mit dem Gewahrsein selbst. Entdecken und pflegen Sie Ihre Fähigkeit, auf eine neue, mitfühlendere, weisere Art zu sich selbst in Beziehung zu treten – nicht nur in Momenten des Schmerzes und des Leids, sondern auch in den kleinen und weniger kleinen Momenten der Freude und Dankbarkeit, die ebenso zum Leben gehören. Tatsächlich sind diese Momente alles andere als klein. Sie sind erhellend. Sie sind heilsam.

Einige praktische Hinweise

Hier folgen nun ein paar nützliche Ratschläge, die Sie beachten sollten, wenn Sie den geführten Meditationen folgen.

Wenn Sie darangehen, sich Raum und Zeit für eine formale Achtsamkeitsmeditation zu schaffen, sollten Sie dafür eine behagliche und abgeschirmte Umgebung vorsehen, in der Sie möglichst ungestört üben können. Ein Platz in Ihrem eigenen Zuhause mag der ideale Ort zum Üben sein, aber letztlich geht es darum, »zu Hause« zu sein, wo auch immer Sie sich gerade befinden.

Schalten Sie Ihr Telefon und alle anderen Geräte aus, die Sie unterbrechen oder ablenken könnten. Auf diese Weise wird die Zeit, die Sie für die Übung reservieren, zu einer Zeit, die ganz allein Ihnen gehört … eine Zeit des Seins statt des Tuns, eine Zeit, in der nichts anderes ansteht, als der Erfahrung des Lebens gewahr zu werden, das sich in dem einzigen Moment entfaltet, in dem dies jemals der Fall sein wird – in diesem.

Wenn Sie zehn Minuten Zeit zum Üben haben, dann sollten es zehn kostbare Minuten sein, die ganz der Präsenz gewidmet und in der die Ablenkungen von außen auf ein Minimum reduziert oder ganz ausgeschaltet sind. In diesen Minuten geht es allein darum, Ihren Körper voller Wohlwollen so anzunehmen, wie er jetzt gerade ist, so schwer diese innere Geste der Akzeptanz angesichts von Unbehagen oder Schmerz zunächst auch fallen mag. Dies ist die innere Grundhaltung, ob wir der Meditationsübung drei Minuten unserer Zeit widmen oder zehn oder zwanzig oder dreißig.

Mit nahezu jeder menschlichen Erfahrung lässt sich arbeiten, sofern Sie bereit sind, sich konzentriert einzubringen und ein gewisses Maß an innerer und äußerer Arbeit zu leisten.

Wenn wir lernen, uns ganz dem gegenwärtigen Moment zu überlassen, verliert die messbare Zeit an Bedeutung und macht Raum für das Hier und Jetzt. Diese Erfahrung der Zeitlosigkeit kann sehr erholsam und heilsam sein, auch wenn sie nach der Uhr bemessen nur wenige Momente dauert.

Mit nahezu jeder menschlichen Erfahrung lässt sich arbeiten, sofern Sie bereit sind, sich konzentriert einzubringen und ein gewisses Maß an innerer und äußerer Arbeit zu leisten. In unserem Fall bedeutet das, sich innerlich ganz auf die Achtsamkeitsübungen einzulassen, und zwar immer in dem Maße, wie es für Sie stimmig ist.

Überhaupt ähnelt die formale Achtsamkeitsübung dem Stimmen eines Musikinstruments. Mit diesen Meditationen stimmen wir unser eigenes inneres Instrument, nämlich die tief in uns angelegte Fähigkeit zum Gewahrsein und Wohlbefinden. Dann wird alles, was sich einstellt, während wir hier sitzen oder liegen, Teil der Musik. Und wir stimmen unser Instrument nicht nur, wir spielen tatsächlich auf ihm. Es ist weder eine Probe noch eine Aufführung. Wir leben das Leben, das zu leben uns aufgegeben ist, in dem einzigen Moment, der uns dafür je zur Verfügung steht.

Körperpositionen bei der formalen Meditation

Es ist sinnvoll, sich vorab zu überlegen, welche Körperhaltung Sie während der geführten Meditationen einnehmen wollen, oder auch beim eigenständigen Meditieren, falls Sie es ohne Anleitung probieren möchten, was immer zu begrüßen ist.

Alle geführten Meditationen können entweder im Liegen

oder im Sitzen ausgeführt werden, mit offenen oder geschlossenen Augen. Wenn Sie dabei lieber liegen, können Sie das auf dem Bett, einer Couch oder auf dem Boden auf einer dicken Matte tun – was immer Ihnen am meisten zusagt. Sie können sich auf den Rücken legen oder auf die Seite rollen, je nachdem, was für Sie bequemer ist. Wichtig ist, dass Sie in dieser Körperhaltung verweilen können, vor allem, wenn Sie schon Schmerzen haben, bevor Sie beginnen. Ich bin ein großer Freund des Meditierens im Liegen, und je älter ich werde, desto wertvoller und kraftvoller finde ich es. Mit regelmäßiger Übung – vor allem morgens nach dem Erwachen, noch im Bett auf dem Rücken liegend, falls das für Sie machbar ist – können Sie in einem bemerkenswerten Maße »zu sich kommen«, Augenblick für Augenblick und Atemzug für Atemzug. Ob drei Minuten oder fünfzehn Minuten lang ausgeführt, ist es eine großartige Möglichkeit, den Tag zu beginnen.

Wenn Sie sich für eine Position im Sitzen entscheiden, wählen Sie dafür einen Stuhl, der bequem, aber nicht zu weich gepolstert ist, damit Sie die Unterstützung haben, die Sie benötigen. Sitzen Sie nach Möglichkeit mit geradem Rücken, also weder vorgebeugt noch in sich zusammengesunken. Nehmen Sie, so gut es geht, eine aufrechte Haltung ein, ohne sich andererseits dabei zu versteifen oder zu verkrampfen. Es sollte eine Haltung sein, die für Sie Präsenz und Würde verkörpert. Manchmal ist ein Stuhl mit gerader Rückenlehne einer solchen Haltung am meisten förderlich.

Sie können auch auf dem Boden auf einem Meditationskissen sitzen, obwohl dies vielleicht nicht ratsam ist, wenn bei Ihnen eine chronische Erkrankung vorliegt, die Ihren Rücken oder Ihre Beine betrifft.

Letztlich ist aber jede Position geeignet, solange sie zu einer wachen Präsenz und nicht zur Schläfrigkeit beiträgt. Bei der Meditation lautet die Aufforderung stets, möglichst wach zu bleiben. Sollten Sie dabei jedoch schläfrig werden, können Sie damit experimentieren, Ihr Gewahrsein auf das Gefühl der Schläfrigkeit selbst zu lenken. Allein die Aufmerksamkeit auf die Schläfrigkeit zu richten ist ein sehr effektives Mittel, um wieder wach zu werden.

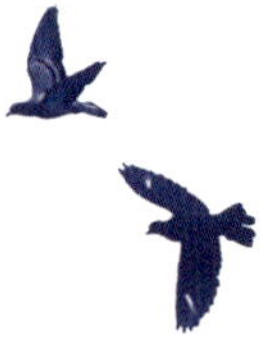

Letztlich ist jede
Position geeignet,
solange sie zu einer
wachen Präsenz und nicht
zur Schläfrigkeit beiträgt.

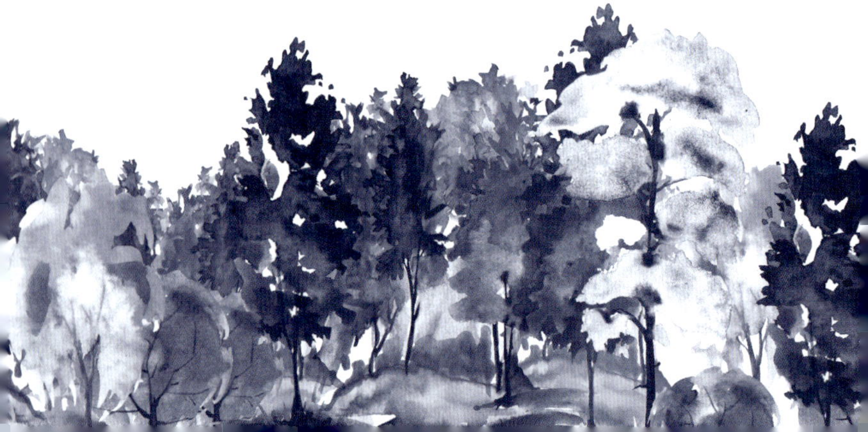

Wie Sie die geführten Audioübungen verwenden

Die geführten Meditationen sind im Audioformat online verfügbar, um Sie in Ihrer praktischen Übung zu unterstützen. Natürlich sind sie dazu gedacht, sich aktiv auf sie einzulassen und sie nicht lediglich anzuhören. Dazu kann es hilfreich sein, sich im folgenden Kapitel mit ihren Inhalten vorab vertraut zu machen. Sie werden feststellen, dass diese Texte mehr oder weniger stark von den Audioversionen abweichen. Ich habe sie für dieses Buch überarbeitet und erweitert, um Ihnen damit eine detaillierte Ergänzung zu den Audioanleitungen zu bieten. Wie ich hoffe, werden Ihnen gerade diese Unterschiede zwischen dem gesprochenen und dem geschriebenen Text zu einem intuitiven Verständnis dafür verhelfen, an welchen Stellen welche Worte besonders geeignet sind, Ihre Aufmerksamkeit zu lenken. Das gilt vor allem dann, wenn Sie sich parallel zur Arbeit mit der Audioanleitung wiederholt den entsprechenden Abschnitt im Buch vornehmen. Mit zunehmender Übung wird Ihnen das Gewahrsein immer leichter fallen. Ohne Frage verlangt das von Ihnen einen großen Einsatz. Aber vergessen Sie nicht, dass es bei diesem Einsatz um nichts Geringeres geht, als sich in der Hinwendung zum gegenwärtigen Moment Ihr Leben zurückzuerobern. Es steht also tatsächlich eine Menge auf dem Spiel, etwas, das für Ihr Wohlbefinden von größter Wichtigkeit ist.

Auch wenn die gesprochenen Worte in den geführten Meditationen die meiste Zeit den Weg weisen, kann es sinnvoll sein, wenn Sie ein wenig damit experimentieren, dabei unter die rein verbale Ebene abzutauchen, sodass Sie nicht nur die Worte hören, sondern zugleich so unmittelbar wie möglich in sich *spüren,* worauf sie von Moment zu Moment in Ihrem Körper, in Ihrem Geist und in Ihrem Herzen verweisen. Auf diese Weise vermeiden Sie es, zu sehr an den Worten zu hängen oder ungeduldig das Ende der Meditation zu erwarten, und bleiben stattdessen im Kontakt mit Ihrer inneren Erfahrung, so wie sie jetzt, in diesem Augenblick ist.

Sollten die gesprochenen Worte aber zu irgendeinem Zeitpunkt auf die eine oder andere Weise ein Hindernis für Sie darstellen, möchte ich Sie ermutigen, sie auszublenden und sich ganz dem Fluss Ihrer eigenen Erfahrung zu überlassen, wobei es Ihnen natürlich auch freisteht, die Übung jederzeit zu unterbrechen und sie erneut aufzunehmen, sobald Sie sich dazu bereit fühlen.

Die mehr oder weniger langen Sprechpausen sollen Ihnen Raum bieten, um in Ihrem eigenen Gewahrsein zu ruhen und dabei jeden Aspekt der Erfahrung, den Sie jetzt in das Feld Ihres Gewahrseins eintreten lassen, von Augenblick zu Augenblick anzunehmen. Das schließt natürlich auch jegliches Unbehagen ein, das Sie in Ihrem Körper verspüren und das Sie, und sei es nur für ein paar kurze Augenblicke, so weit annehmen, wie es Ihnen jetzt gelingen will.

Experimentieren Sie damit, unter die rein verbale Ebene abzutauchen, sodass Sie nicht nur die Worte hören, sondern zugleich so unmittelbar wie möglich in sich *spüren*, worauf sie von Moment zu Moment in Ihrem Körper, in Ihrem Geist und in Ihrem Herzen verweisen.

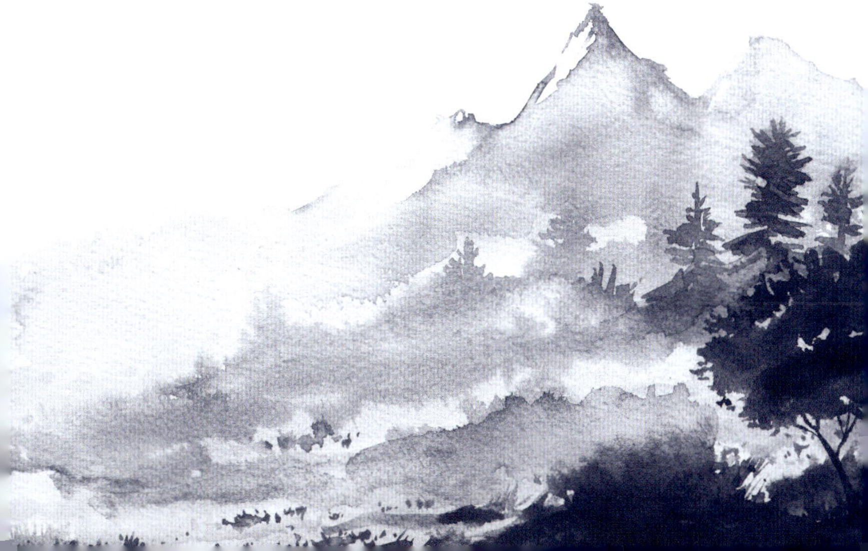

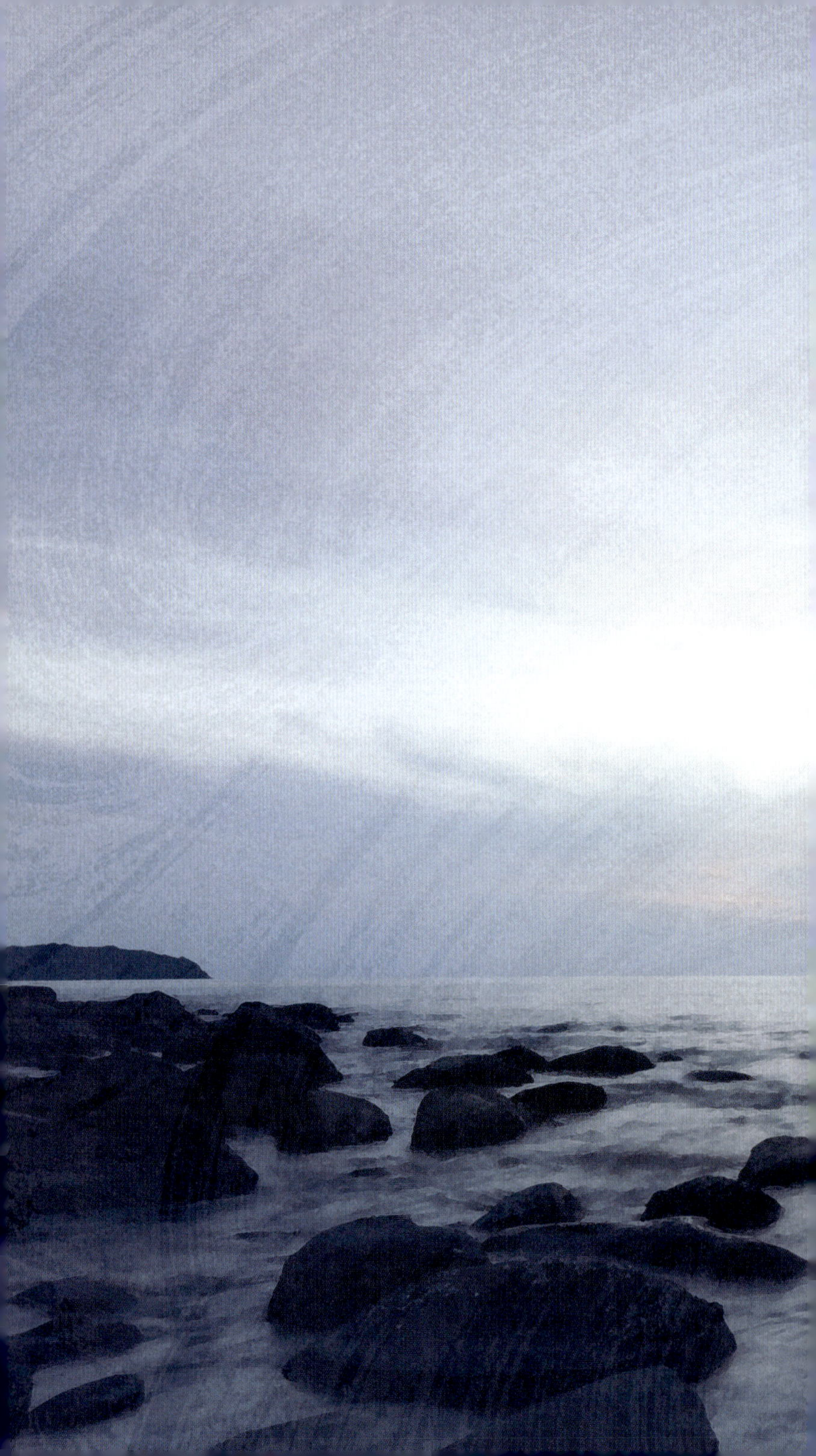

6

Die Kraft der disziplinierten Übung – Texte der geführten Meditationen

Die Kraft der disziplinierten Übung – Texte der geführten Meditationen

Wenn Sie den geführten Meditationen folgen, sollten Sie dabei im Sinn behalten, dass sich die Kraft der Achtsamkeit durch kontinuierliche Übung entwickelt. Und zur kontinuierlichen Übung gehört ein hohes Maß an Wiederholung, was bedeutet, denselben geführten Meditationen immer und immer wieder zu folgen. Auf diese Weise zu üben erfordert eine eigene Form der Disziplin und ein gewisses Durchhaltevermögen, ob Ihnen an einem bestimmten Tag zum Üben zumute ist oder nicht. Die Meditationen, egal wie kurz oder lang, mögen Ihnen manchmal endlos und langweilig vorkommen. Das ist aber alles kein Problem. Wenn sich unsere Patient*innen für das achtwöchige MBSR-Programm anmelden, machen wir ihnen zur Bedingung, dass sie sich verpflichten, während der acht Wochen täglich mit den geführten Meditationen zu üben, ob sie diese mögen oder nicht. Wir sagen ihnen also ausdrücklich, dass ihnen die geführten Meditationen nicht *gefallen* müssen. Sie sollen die Übungen während der acht Wochen lediglich wie verlangt *praktizieren* und sich über diesen Zeitraum möglichst jedes Urteils enthalten. Ohne die Disziplin und Entschlossenheit, auf diese ziemlich radikale Weise zu üben, ohne dabei auf ein bestimmtes Ergebnis fixiert zu sein, und sei es noch so erstrebenswert wie eine gewisse Linderung der Schmerzen, hätte es keinen Sinn, das Programm überhaupt erst zu beginnen. Wir ermutigen sie dazu, uns am Ende der acht Wochen ohne Umschweife und frei heraus zu sagen, ob die Übungen hilfreich waren oder nicht. Aber während der Laufzeit des achtwöchigen Programms bitten wir sie einfach, die Übungen regelmäßig durchzuführen, an mindestens sechs Tagen in der Woche, ob ihnen danach zumute ist oder nicht, ob sie sie mögen oder nicht, ob sie sie als hilfreich empfinden oder nicht. Das Prinzip, dem wir dabei folgen, besagt, dass Sie nur dann, wenn Sie viel von sich selbst verlangen, auch einen großen Nutzen daraus werden ziehen können. Verlangen Sie von sich selbst jedoch nur wenig, werden Sie allenfalls das wenige, das Sie in das Programm investiert haben, auch aus ihm herausbekommen. Wenn es um chronische Schmerzzustände oder auch schwerwiegende ärztliche Diagnosen geht, bedarf es wirklich eines beträchtlichen Maßes an eigener Motivation und Zeit, um die potenziellen Vorteile der Achtsamkeitsübung auszuschöpfen.

Bemerkenswert ist immerhin, dass manchmal gerade die Übungen, gegen die sich die Teilnehmenden am meisten sträuben, sich auf lange Sicht für sie als die nützlichsten und wirkungsvollsten erweisen. Wenn also Langeweile, Ungeduld oder Frustration aufkommen, muss das noch lange kein Hinderungsgrund für die Wirksamkeit der Übung sein. Es sind lediglich vorübergehende mentale Zustände, die kommen und gehen, nicht anders als Angst, Traurigkeit oder Freude. Sie können sie auch als Wetterlagen im Geist betrachten, als Wolkenformationen oder Stürme, die vorbeiziehen, die kommen und gehen und sich in der himmelgleichen Weite des Gewahrseins ständig verwandeln und verlieren.

**Wenn Sie viel von
sich selbst verlangen,
werden Sie auch
einen großen Nutzen
daraus ziehen können.
Verlangen Sie von sich selbst
jedoch nur wenig,
werden Sie allenfalls das
wenige, das Sie in das
Programm investiert
haben, auch aus ihm
herausbekommen.**

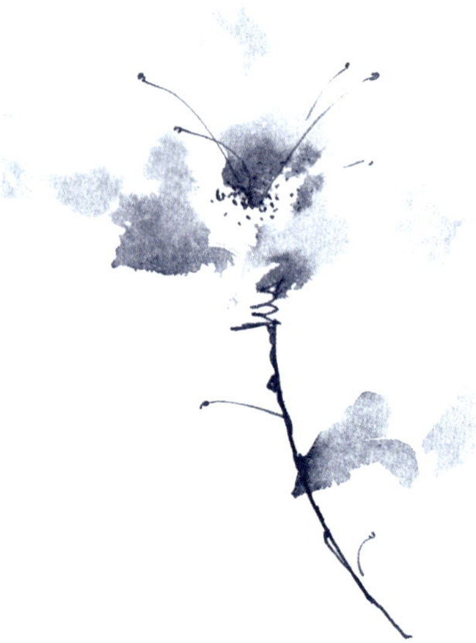

Mehr noch, wenn Sie immer wieder anhand derselben geführten Meditation üben, stellen Sie vielleicht fest, dass Sie bei jedem Mal etwas Neues hören, Dinge, die Ihnen zuvor entgangen sind, obwohl sie offenbar von Anfang an da waren. Da niemand von uns an jedem Tag genau dieselbe Person ist, haben die jeweiligen Umstände Einfluss darauf, was wir hören und aufnehmen. Was also wie Wiederholung aussieht, ist es in Wirklichkeit gar nicht. Es gibt immer ein Element der Frische, des Neubeginns, mit jedem Augenblick, mit jedem Atemzug. Wie gesagt, sind all diese unterschiedlichen Übungen, um die wir uns gemeinsam bemühen, eigentlich nur verschiedene Türen zu ein und demselben Raum – dem Raum Ihres eigenen Herzens, dem Raum des Gewahrseins selbst.

Und genauer betrachtet, ist es eigentlich weder zutreffend noch angemessen, von »deinem« oder »meinem« Gewahrsein zu sprechen. Das Gewahrsein ist einfach. Es ist eine universelle menschliche Fähigkeit, so etwas wie eine verborgene Wunderkraft. Wir alle wurden mit dieser Fähigkeit geboren. Die große Frage ist nur: Können wir lernen, uns darin einzurichten? Können wir lernen, immer mehr in dem Raum und in der Weite des Gewahrseins zu leben?

All diese Übungen,
um die wir uns
gemeinsam bemühen,
sind eigentlich nur
verschiedene Türen zu
ein und demselben Raum –
dem Raum Ihres eigenen
Herzens, dem Raum des
Gewahrseins selbst.

Genießen Sie also die unterschiedlichen Übungen, je nachdem, was Ihre Stimmung und Ihre Intuition Ihnen sagt, und je nach der Zeit, die Ihnen nach der Uhr dafür zugemessen ist. Sind Sie erst einmal vertrauter mit den verschiedenen Elementen des Programms, können Sie aus den geführten Meditationen einzelne auswählen oder sie miteinander kombinieren, um so Ihre Achtsamkeitspraxis individuell zu gestalten und sie sich ganz zu eigen machen.

Bei der Beschäftigung mit diesem Buch und den geführten Meditationen spielen Ihre Motivation und Ihre Zielsetzung von Anbeginn eine äußerst wichtige Rolle. Bei den geführten Meditationen geht es nicht darum, passiv den gesprochenen Worten zu folgen. Im Gegenteil lade ich Sie dazu ein, sich aktiv in dieses gemeinsame Abenteuer einzubringen, indem Sie das Gesagte in jedem Moment wirklich in sich aufnehmen und mit Ihrer eigenen Erfahrung verknüpfen. Die geführten Meditationen sind dazu gedacht, sich ganz auf sie einzulassen, und zwar mit so viel Hingabe, Disziplin und innerer Anteilnahme wie nur möglich, sei es an den Tagen, an denen Ihnen das leichtfällt, oder an den Tagen, an denen das nicht der Fall ist. Gerade an diesen Tagen kommt es ganz besonders auf Ihren Einsatz und ihre volle Aufmerksamkeit an, und gerade sie sind möglicherweise besonders aufschlussreich.

Und es kann nicht oft genug gesagt werden, dass Sie erst einmal alles richtig machen, solange Sie den Anleitungen der geführten Meditationen folgen und regelmäßig in dem Maße üben, wie es für Sie stimmig ist. Und selbst dann, wenn es sich nicht so anfühlt, als ob Sie es »richtig machten«, und Sie keine Wirkung verspüren, oder wenn Sie sich nicht besser fühlen als zu Beginn der Übung, machen Sie es trotzdem richtig. Seien Sie sanft mit sich selbst. Und geduldig.

Solange Sie den Anleitungen der geführten Meditationen folgen und regelmäßig in dem Maße üben, wie es für Sie stimmig ist, machen Sie erst einmal alles richtig.

Bei der Achtsamkeit geht es nicht darum, eine bestimmte Gefühlsebene zu erreichen, oder auch nur, ruhiger oder entspannter zu werden oder zu tiefen Einsichten zu gelangen, oder auch darum, Momente der Schmerzfreiheit zu erleben. All das kann zu einem bestimmten Zeitpunkt Teil Ihrer Erfahrung sein oder auch nicht. Höchstwahrscheinlich werden Sie tatsächlich viele Augenblicke der inneren Ruhe und des größeren Wohlbefindens erfahren, vielleicht auch weniger Unbehagen und Leiden verspüren und zu gewissen Einsichten kommen. Wie Sie jedoch bereits gesehen haben und mit fortgesetzter Übung zweifellos noch häufiger feststellen werden, unterliegt alles, was Sie in einem Moment erfahren, bereits im nächsten Moment unweigerlich der Veränderung.

So paradox es auch klingen mag, geht es bei der Übung der Achtsamkeit nicht darum, ein bestimmtes Resultat zu erzielen, ob nun im Sinne einer besonderen geistigen oder körperlichen Verfassung, und sei sie noch so wünschens- oder erstrebenswert. Das gilt sogar für den völlig verständlichen Wunsch nach Linderung von Schmerzen. Die Kraft der Achtsamkeit entfaltet sich gerade darin, nicht auf ein bestimmtes Resultat fixiert zu sein, so natürlich und verständlich es auch ist, Ergebnisse sehen zu wollen. Dies ist besonders wichtig, wenn Sie das Gefühl haben, bereits alle medizinischen Möglichkeiten zur Schmerzlinderung ausgeschöpft zu haben, ohne dass sie hilfreich oder ausreichend hilfreich waren. Bei dieser unserer Arbeit geht es vielmehr darum, zu lernen, sich offenen Herzens und offenen Geistes dem *zuzuwenden,* was sich in diesem zeitlosen Moment tatsächlich entfaltet, es *in aller Klarheit zu betrachten* und uns damit *anzufreunden* – mit anderen Worten, selbst für die kürzesten Momente so gut wie möglich in der Aufmerksamkeit selbst, in reinem Gewahrsein und außerhalb der Zeit mit den Dingen so, wie sie sind, zu verweilen, ohne ein bestimmtes Ergebnis oder ein Gefühl des Wohlbefindens zu erwarten oder erzwingen zu wollen.

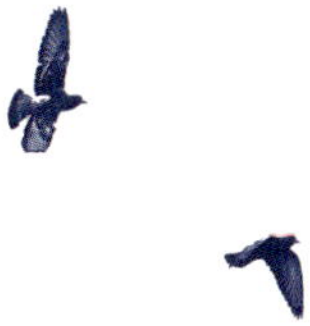

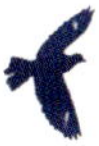

Die Kraft der Achtsamkeit
entfaltet sich gerade darin,
nicht auf ein bestimmtes
Resultat fixiert zu sein,
so natürlich und verständlich
es auch ist, Ergebnisse
sehen zu wollen.

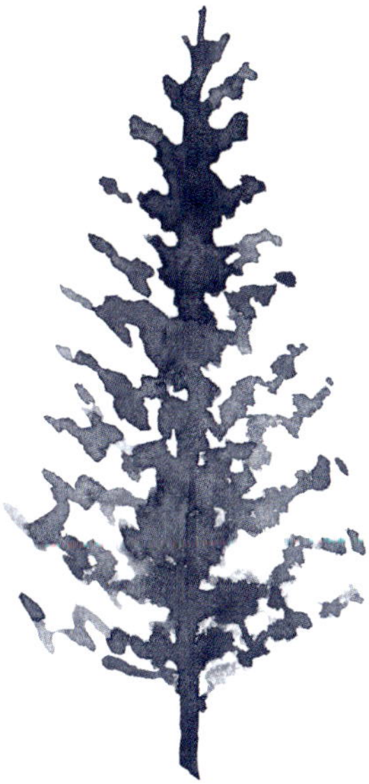

Achtsamkeitsübungen
sind kein Ersatz für eine
angemessene ärztliche
Behandlung, können aber
eine wichtige Ergänzung
dazu sein.

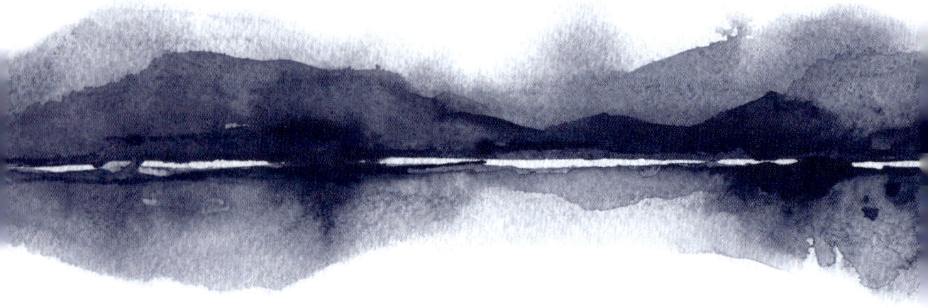

Mit der Zeit werden Sie immer vertrauter mit dem inneren Territorium, das ich manchmal als »Körperlandschaft« bezeichne, die – im Falle eines chronischen Leidens, das mit erheblichen Schmerzen einhergeht – zusammen mit der »Geisteslandschaft« unsere »Schmerzlandschaft« bildet. Für Menschen mit den verschiedensten Schmerzzuständen, Belastungsfaktoren und ärztlichen Diagnosen haben sich diese Übungen als wohltuend, erholsam und befreiend erwiesen. Und das nicht nur hier und da für kurze Momente, sondern für längere Zeit, manchmal über Tage, Monate, Jahre und sogar Jahrzehnte hinweg. Achtsamkeitsübungen sind kein Ersatz für eine angemessene ärztliche Behandlung, sofern eine Behandlungsmöglichkeit existiert, aber sie können eine wichtige Ergänzung dazu sein. Die Übung der Achtsamkeit führt oft zu einer neuen Art, im Körper zu sein, einer neuen Art, sich auf das Leben einzulassen und es so zu lieben, wie es ist, wobei sich zwischen den Phasen sogar großen Unbehagens und Leidens reichlich Raum eröffnet, um zu leben und gut zu leben.

Die geführten Meditationen – erweiterte Texte in Ergänzung der Audioanleitungen

Die Audiodateien der geführten Meditationen finden Sie im Internet unter
www.droemer-knaur.de/achtsam-mit-dem-schmerz

Meditation 1: Achtsamkeit beim Atmen *(Audiotrack 2)*

www.droemer-knaur.de/
achtsam-mit-dem-schmerz

Lassen Sie uns nun wieder in diesem Moment ankommen. Denken Sie daran, Ihre Aufmerksamkeit unter die Ebene der Worte absinken zu lassen, auf die Ebene der Erfahrung selbst, auf welche die Worte verweisen. Ob im Sitzen, auf dem Rücken liegend oder in einer anderen Haltung: Erlauben Sie Ihrer Aufmerksamkeit, sich langsam und behutsam auf die Atemempfindungen im Körper zu konzentrieren. Nähern Sie sich dem Atem so, wie Sie sich einem scheuen Tier nähern würden, das sich auf einem Baumstumpf in einer Waldlichtung sonnt … ganz leise und sachte, so behutsam wie nur möglich. So stimmen Sie sich auf das Atemgeschehen ein und lassen zugleich zu, dass es sich ohne jede Einmischung von selbst entfaltet.

Nehmen Sie einfach die Empfindungen, die mit dem Atemvorgang verbunden sind, in Ihr Gewahrsein auf. Spüren Sie die ganze Länge Ihres Atems, wie er in Ihren Körper einströmt, und die ganze Länge Ihres Atems, wie er aus Ihrem Körper wieder herausfließt … Augenblick für Augenblick und Atemzug für Atemzug, während Sie hier sitzen oder liegen.

Achten Sie darauf, wo Sie die Atemempfindungen in Ihrem Körper am intensivsten wahrnehmen. Ist es an den Nasenflügeln? Im Brustkorb? Im Bauch? Im ganzen Körper?

Lenken Sie Ihre Aufmerksamkeit behutsam auf den Bereich, in dem Sie den Atem am deutlichsten spüren, und lassen Sie sie dort verweilen. Gehen Sie mit den Wellen Ihres Atems, als wäre Ihre Aufmerksamkeit ein Blatt, das auf den sanft plätschernden Wellen eines Sees treibt. Spüren Sie wieder die ganze Länge Ihres Atems, wie er in Ihren Körper einströmt, und die ganze Länge Ihres Atems, wie er aus Ihrem Körper ausströmt … Augenblick für Augenblick und Atemzug für Atemzug. Es geht nicht darum, über Ihren Atem nachzudenken, sondern Ihren Körper zu *fühlen* und zu *spüren,* während er sanft einatmet und ausatmet.

Gehen Sie mit den Wellen
Ihres Atems, als wäre
Ihre Aufmerksamkeit
ein Blatt, das auf den
sanft plätschernden Wellen
eines Sees treibt.

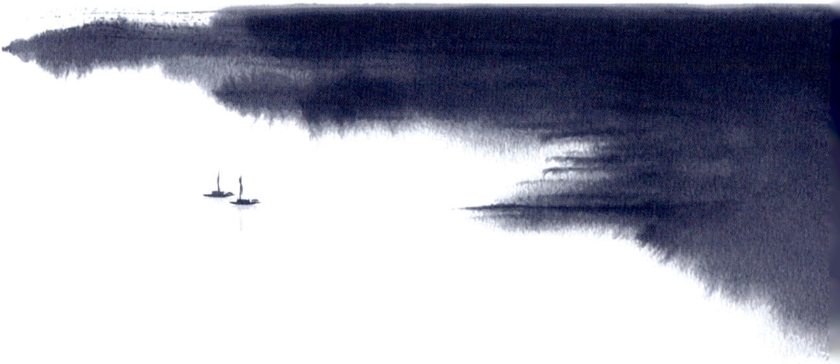

Bleiben Sie, während Ihr Atem ein- und ausströmt, einfach so gut es geht mit den Empfindungen in Ihrem Körper in Kontakt. Nichts weiter. Versuchen Sie, das Gewahrsein Ihrer Atemempfindungen so gut es geht *aufrechtzuerhalten,* Augenblick um Augenblick um Augenblick. Es gibt jetzt nichts weiter zu tun. Erfahren Sie einfach nur, wie sich dieser Aspekt Ihres Lebens in dem einzigen Moment entfaltet, den Sie jemals zur Verfügung haben, nämlich in diesem. Und wiederum gilt: »Erfahren« bedeutet in diesem Fall, die Atemempfindungen zu *spüren,* und nicht, über sie nachzudenken.

Versuchen Sie, sich im Gewahrsein des Atems, der Augenblick für Augenblick und Atemzug für Atemzug ein- und ausströmt, gewissermaßen niederzulassen. Nehmen Sie die Atemempfindungen in Ihrem Körper so kommentarlos wie nur möglich wahr. Experimentieren Sie damit, *im Gewahrsein selbst zu ruhen,* indem Sie die Atemempfindungen, welcher Art sie auch sein mögen, in den Fokus Ihrer Aufmerksamkeit rücken und alles andere – Geräusche, andere Empfindungen im Körper oder auch Gedanken, die durch den Geist wandern – in den Hintergrund treten lassen. Verweilen Sie einfach so entspannt wie möglich in der grenzenlosen Weite des Gewahrseins selbst.

Experimentieren Sie
damit, im Gewahrsein
selbst zu ruhen,
indem Sie die
Atemempfindungen,
welcher Art sie auch
sein mögen,
in den Fokus Ihrer
Aufmerksamkeit rücken.
Verweilen Sie einfach so
entspannt wie möglich in der
grenzenlosen Weite des
Gewahrseins selbst.

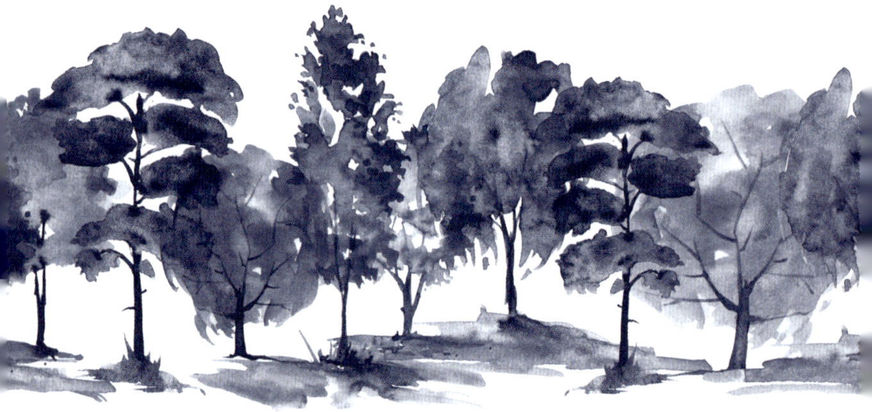

Irgendwann werden Sie feststellen, dass Ihre Aufmerksamkeit nicht mehr auf dem Atem ruht. Das wird früher oder später mit Sicherheit passieren. Der Geist wird abschweifen, ganz gleich, wie sehr Sie sich vorgenommen haben, wach und präsent zu bleiben. Vielleicht hat er sich von intensiven Empfindungen in einem anderen Bereich Ihres Körpers, die Ihnen auf die eine oder andere Weise zu schaffen machen, ablenken lassen. Oder er hat sich vom Strom der Gedanken forttragen lassen, von irgendeiner Vorstellung, einer Erinnerung, einer Fantasie, von Plänen oder Sorgen. Oder vielleicht erfährt er auch bloß Langeweile oder Ungeduld. Nichts davon stellt ein Problem dar. Es ist auch nicht Ihr Fehler. Es widerfährt uns allen, denn der Geist funktioniert in jedem Menschen mehr oder weniger auf die gleiche Weise. Wir verstehen uns meisterhaft darauf, uns selbst abzulenken, auch ohne unsere Handys. Der Geist ist äußerst schwankend, so wie die Oberfläche des Meeres im Wechsel des Wettergeschehens. Und genauso aufgewühlt kann er sein. Er neigt dazu, unstet hin und her zu springen, ganz gleich, was er sich vorgenommen oder welches Ziel er sich gesetzt hat.

Das ist einer der Hauptgründe, warum es uns Menschen so schwer fällt, uns für längere Zeit auf etwas zu konzentrieren, wenn wir unsere Aufmerksamkeit nicht bewusst geschult haben. Hier gilt eine weitere, ganz wesentliche Anweisung für den Umgang mit dem abschweifenden Geist: Wenn Sie bemerken, dass der Atem längst aus Ihrem Gewahrsein verschwunden ist, stellen Sie einfach fest, was Ihnen in diesem Moment durch den Kopf geht. Nehmen Sie dann, was immer Sie abgelenkt hat – sei es eine Empfindung, ein Gedanke, ein Gefühl, eine Erinnerung, eine Fantasie, eine Wunschvorstellung oder ein ganzes Melodram –, ruhig und sachlich zur Kenntnis, ohne sich selbst oder den Inhalt zu bewerten und ohne ihn zu verdrängen oder ihm nachzugehen. Bringen Sie stattdessen Ihre Aufmerksamkeit behutsam zu den Empfindungen Ihres atmenden Körpers zurück, um sie erneut in den Fokus Ihres Gewahrseins zu rücken.

Und wenn Sie feststellen – und uns allen ergeht es so –, dass Ihr Geist eine äußerst starke Tendenz hat, abzudriften und hin und her zu springen, dann gilt *jedes Mal,* wenn Sie bemerken, dass er sich auf die eine oder andere Weise im Gedankenstrom verliert, genau dieselbe Anweisung: Stellen Sie fest, was Ihnen gerade durch den Kopf geht, sei es angenehm oder unangenehm (oder keines von beiden), sei es emotional aufwühlend oder gleichgültig, sei es etwas, das die Zukunft betrifft oder die Vergangenheit. Mit anderen Worten: Nehmen Sie wahr, ob es sich um einen Gedanken oder ein Gefühl, um eine Sinneswahrnehmung oder eine Empfindung handelt. Achten Sie auch darauf, wie viel Energie in diese Geistesvorgänge fließt oder umgekehrt von ihnen ausgeht. Und versuchen Sie, so gut es geht, nichts davon zu bewerten, auch wenn die Tendenz dazu sehr ausgeprägt ist. Was auch immer auftaucht, sehen Sie darin einfach ein Ereignis im Feld Ihres Gewahrseins. Lassen Sie es dann sein, was es ist, und lösen Sie sich davon, während Sie Ihre Aufmerksamkeit bewusst zu ihrem ursprünglichen Objekt zurückbringen, in diesem Fall zu den Empfindungen des Atmens.

Auf diese Weise üben wir uns immer und immer wieder. Jedes Mal, wenn wir bemerken, dass unser Geist woanders weilt, nehmen wir wahr, was ihn in diesem Moment beschäftigt, und kehren zu den Atemempfindungen im Körper zurück. Und wie wir gerade gesehen haben, tun wir das, so gut wir können, ohne zu urteilen oder uns in irgendeiner Weise zu kritisieren. Und warum müssen wir das immer wieder tun? Weil der menschliche Geist nun einmal so ist. Es liegt in seiner Natur, abzudriften und sich selbst abzulenken, zu tagträumen und zu urteilen. Das hat weder etwas mit Ihnen persönlich zu tun, noch ist es ein Anzeichen dafür, dass Sie schlecht im Meditieren wären. Allein schon die Feststellung, dass der Geist sich vom Atemgewahrsein gelöst hat, ist selbst Gewahrsein. Und stets ist das Gewahrsein das Primäre. Bei der Meditation geht es immer um die Aufmerksamkeit selbst und nicht um das Objekt oder die Objekte der Aufmerksamkeit, die beliebig wechseln können. Jetzt lautet die Anweisung also, immer wieder zu dem primären Objekt unserer Aufmerksamkeit zurückzukehren, in diesem Fall zu den Atemempfindungen im Körper, sobald wir feststellen, dass der Geist abgeschweift ist. Ebenso wichtig ist es aber, festzustellen, was in diesem Moment in unserem Geist vor sich geht. Dabei werden wir auch bemerken, wie leicht unsere Aufmerksamkeit vom Atem abgleitet. Auf diese Weise trainieren wir unsere angeborene Fähigkeit, von Augenblick zu Augenblick und Atemzug für Atemzug in unserem Gewahrsein *heimisch zu werden,* ohne die Dinge anders haben zu wollen, als sie sind. Wir nehmen so gut es geht wahr, was sich in diesem Moment entfaltet, so achtsam und behutsam, wie nur möglich … und dann in diesem Moment … und dann in diesem.

Sie können nichts falsch machen, solange Sie immer wieder zum Gewahrsein zurückkehren, allein zu diesem Augenblick, so wie er ist, zu diesem Atemzug, während Sie hier sitzen oder liegen, zur Dimension des Seins, in der Sie jetzt ruhen, zu Ihrem Leben und Ihrem Körper, in dem Sie sich hier und jetzt mit vollem Gewahrsein niederlassen.

Ruhen Sie also Atemzug für Atemzug und Augenblick für Augenblick im Gewahrsein; kehren Sie jedes Mal, wenn Sie bemerken, dass Ihre Aufmerksamkeit nicht mehr beim Atem weilt, und sobald Sie festgestellt haben, was Ihnen gerade durch den Kopf geht, zu den Atemempfindungen zurück, so sanft und wohlwollend sich selbst gegenüber, wie Sie nur können. Dabei ist es durchaus sinnvoll, die Meditationspraxis als einen radikalen Akt der seelischen Gesundung, einen radikalen Akt der Selbstliebe zu betrachten, als ob Ihr Leben davon abhinge, was durchaus der Fall sein kann – vor allem aber die *Qualität* Ihres Lebens und jedes seiner Augenblicke. Während Sie der geführten Meditation folgen, lautet die Einladung, sich so gut es geht auf die Anleitungen einzulassen und dem in sich nachzuspüren, wozu die Stimme Sie auffordert, bis Sie den Klang des Gongs vernehmen …

Jedes Mal, wenn wir
bemerken, dass unser Geist
woanders weilt, kehren wir zu
den Atemempfindungen im
Körper zurück.
Und wir tun das, so gut
wir können, ohne uns
zu kritisieren.
Bei der Meditation geht
es immer um die
Aufmerksamkeit selbst und
nicht um die Objekte der
Aufmerksamkeit, die beliebig
wechseln können.

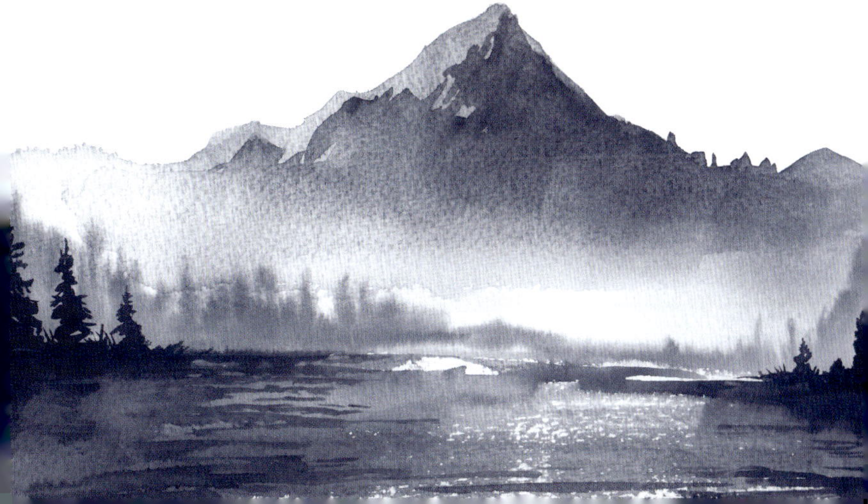

Ruhen Sie Atemzug
für Atemzug und Augenblick
für Augenblick im
Gewahrsein; kehren Sie jedes
Mal, wenn Sie bemerken,
dass Ihre Aufmerksamkeit
nicht mehr beim Atem weilt,
zu den Atemempfindungen
zurück, so sanft und
wohlwollend sich selbst
gegenüber, wie Sie nur
können.

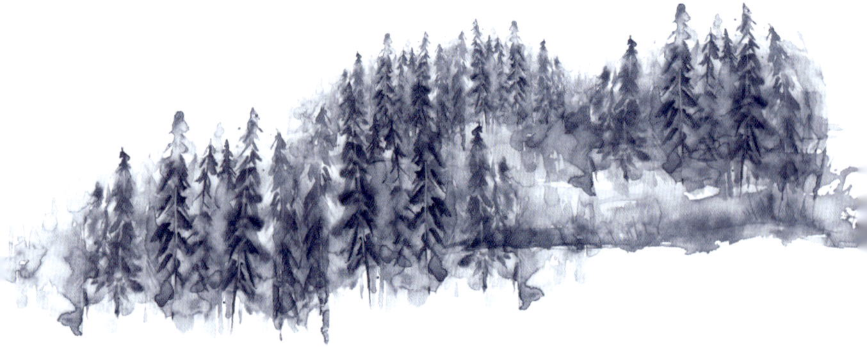

Meditation 2: Mit dem Schmerz umgehen
(Audiotrack 3)

www.droemer-knaur.de/
achtsam-mit-dem-schmerz

Nun werden Sie vielleicht denken: *Diese Anleitungen sind ja gut und schön – was aber, wenn es mir nicht gelingt, mich auch nur für kurze Zeit auf den Atem zu konzentrieren, weil der Schmerz immer wieder meine Aufmerksamkeit auf sich zieht? Oder wenn unaufhörlich die unguten Gedanken und Gefühle kommen, die der Schmerz in mir auslöst? Was dann?*

Gerade der Schmerz und das damit verbundene Leiden sind der Punkt, an dem sich die Kraft der Achtsamkeit besonders zu bewähren hat. Es gibt eine Reihe wirksamer Strategien, die Sie nutzen können, um mit Schmerzen zu arbeiten, die Sie daran hindern, den Atemempfindungen oder irgendeinem anderen Aspekt Ihrer Körpererfahrung über längere Zeit zu folgen – vor allem, wenn sie von einer Flut aufgewühlter Gedanken und Gefühle begleitet sind.

Den Umgang mit Gedanken und Gefühlen werden wir in der nächsten geführten Meditation behandeln. Aber zunächst ist es wichtig, die für Sie bequemste Körperhaltung zu finden, sei es im Sitzen, im Liegen, im Knien oder sogar im Stehen oder auch im Schneidersitz, wenn eine dieser Positionen für Sie besser geeignet ist. Dazu ist es hilfreich, sich zu fragen: Welche Position wäre für meinen Körper in diesem Moment die optimale Unterstützung? Vielleicht ist es für Sie am günstigsten, sich auf das Bett oder auf dem Boden auf eine weiche Unterlage zu legen oder auf einen bequemen Stuhl zu setzen (der dennoch ausreichend Halt bietet) oder auf einen Stuhl mit gerader Rückenlehne. Das können nur Sie selbst wissen, und vielleicht müssen Sie in der Anfangsphase der formalen Praxis ein wenig experimentieren, um herauszufinden, was Ihr Körper im jeweiligen Moment braucht und wo seine Grenzen liegen. Auch wenn es seltsam klingen mag, kann es einen Versuch wert sein, sich bei chronischen Schmerzzuständen zum Meditieren auf den Boden zu setzen. Je nachdem, wie beweglich Ihre Hüft- und Kniegelenke sind, können Sie es auch mit einem festen Meditationskissen probieren (einem *Zafu,* mit einem *Zabuton* als Unterlage*), das nicht zu flach sein darf, damit Ihre Hüften eine höhere Position als Ihre Knie einnehmen. Und wo auch immer dabei die Knie landen, können Sie mit Kissen oder zusammengerollten Decken für zusätzliche Unterstützung sorgen. Falls Sie beweglich genug sind, können Sie auch versuchen, mit gekreuzten Beinen (in der sogenannten burmesischen Haltung oder dem halben Lotossitz) auf dem Zafu (plus Zabuton) zu sitzen, wobei ein Unterschenkel und Fuß vor oder auf dem anderen zu liegen kommt. Je dicker dabei die Unterlage ist, umso besser.

Vielleicht ist es für Sie aber am besten, auf einem bequemen Stuhl mit gerader Lehne zu sitzen, ohne dabei die Beine zu verschränken, mit den Fußsohlen flach auf dem Boden und einem stützenden Kissen im unteren Rücken. Möglicherweise ist für Sie auch die Rückenlage am bequemsten, mit je einem Kissen unter den Knien und dem

* Zafu: rundes Sitzkissen beim Zazen, der klassischen Zen-Meditation; Zabuton: quadratische Baumwollunterlage für das Zafu (Anm. d. Übers.).

Kopf, oder wo immer Sie eine Abstützung als hilfreich empfinden. Eventuell hilft es auch, sich auf die Seite zu drehen. Vertrauen Sie auf Ihre Intuition und experimentieren Sie mit dem, was für Sie, wenn auch nur kurzfristig, am besten funktioniert.

Haben Sie für sich eine Position gefunden, die Ihnen möglichst wenig Unbehagen bereitet, gilt es wieder, in diesem Moment anzukommen und die Atemempfindungen im Körper zu spüren, sei es als Luftzug an den Nasenflügeln, sei es im Bauch oder in einem anderen Bereich, wo auch immer sie für Sie am deutlichsten wahrnehmbar sind. Versuchen Sie nun, allein mit dem einströmenden Atem Kontakt aufzunehmen und sodann allein mit dem ausströmenden Atem. Gelingt Ihnen das, versuchen Sie, Ihr Atemgewahrsein auf die nächste Einatmung übergehen zu lassen. Sie wird ganz gewiss folgen, wie viel Schmerz Sie auch verspüren und was immer Ihnen währenddessen durch den Kopf geht. Probieren Sie nun, mit so viel Wohlwollen sich selbst gegenüber wie nur möglich, mit dieser neuen Einatmung oder auch nur einer halben Einatmung in Kontakt zu bleiben. Und ist Ihnen das möglich, dann versuchen Sie, Ihr wohlwollendes Gewahrsein nahtlos auf die folgende Ausatmung übergehen zu lassen.

Falls es für Sie hilfreich ist, können Sie damit experimentieren, Ihre Aufmerksamkeit jeweils nur auf einen halben Atemzug zu *lenken* und sie dann *aufrechtzuerhalten,* um ebenso mit dem nächsten halben Atemzug zu verfahren. Experimentieren Sie auch angesichts starker Beschwerden in anderen Bereichen des Körpers bewusst damit, Ihre volle Aufmerksamkeit auf jeden halben Atemzug zu richten – zu lenken und aufrechtzuerhalten, zu lenken und aufrechtzuerhalten –, so behutsam wie nur möglich, aber ebenso gezielt und bestimmt, in einer Haltung der Offenheit gegenüber dem, was immer sich in ebendiesem Moment als möglich erweist. Nehmen Sie die Dinge einfach Augenblick für Augenblick und Atemzug für Atemzug, in einer Haltung des Experimentierens und Entdeckens, um in jedem Moment einen neuen Zugang zu Ihrem Körper und Ihrem Leben zu finden.

Sollten Sie jedoch feststellen, dass auch diese Strategie nur bedingt dazu beiträgt, dass Ihre Aufmerksamkeit bei den Atemempfindungen bleibt, gibt es noch etwas anderes, das Sie ausprobieren können. Versuchen Sie, den Bereich, der nach Ihrer Aufmerksamkeit verlangt, bewusst in Ihr Gewahrsein *einzubeziehen,* anstatt Ihre Aufmerksamkeit ausschließlich auf die Atemempfindungen zu lenken.

Nehmen Sie die Dinge
Augenblick für Augenblick
und Atemzug für Atemzug,
in einer Haltung des
Experimentierens und
Entdeckens, um in jedem
Moment einen neuen Zugang
zu Ihrem Körper und Ihrem
Leben zu finden.

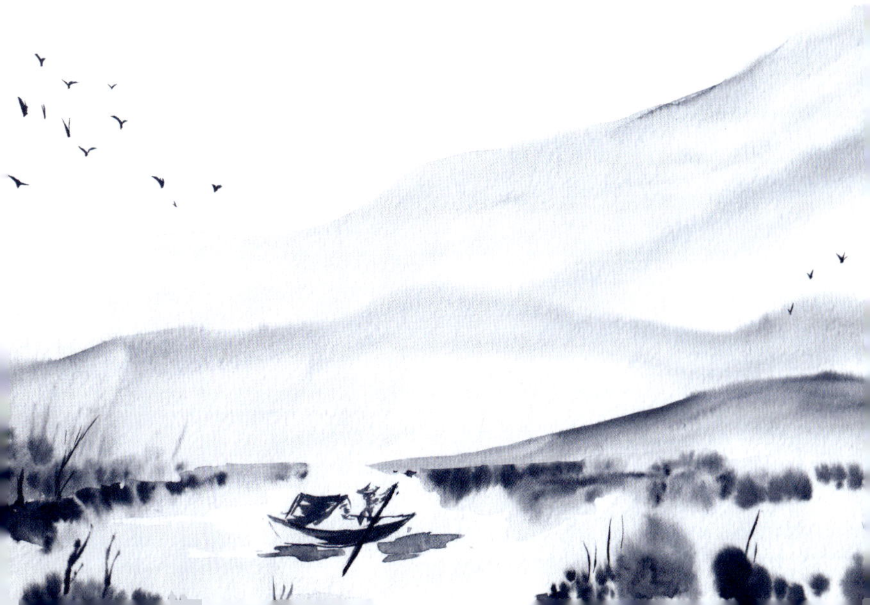

Angenommen, es gelingt Ihnen, die Atemempfindungen für einige Atemzüge oder auch nur einen halben Atemzug im Fokus Ihres Gewahrseins zu halten. Aber schon im nächsten Moment stellen Sie fest, dass die Beschwerden in einem anderen Bereich Ihres Körpers – sei es in der Lendengegend, in den Knien, im Nacken, im Kopf oder wo auch immer – Ihre Aufmerksamkeit zu sehr in Anspruch nehmen, sodass Sie den Faden des Atemgewahrseins verlieren und sich mit der Übung schwertun. Vielleicht wünschten Sie, der Schmerz möge nur ein wenig nachlassen oder ganz verschwinden, damit Sie Ihr altes Leben zurückhaben können.

Wenn solche Gedanken auftauchen, können Sie noch eine andere Strategie ausprobieren: Versuchen Sie, in den schmerzenden Bereich *hinein*zuatmen, so als ob Sie den Energiefluss Ihres Atems direkt dorthin lenken könnten. Und wenn es an der Zeit ist, auszuatmen, lassen Sie den Atem ebenso von dort wieder ausströmen. Auf diese Weise verknüpfen Sie den Atem mit den Empfindungen in dem schmerzenden Bereich, um beides zugleich, Augenblick für Augenblick, im Gewahrsein zu halten.

Lassen Sie Ihren Atem mit jeder Einatmung den betreffenden Bereich sanft umfluten und sich mit jeder Ausatmung ebenso sanft wieder aus ihm zurückziehen, wie Wellen am Meeresstrand. Versuchen Sie dabei nicht, die Schmerzempfindungen zu vertreiben oder sie in irgendeiner Weise zu verringern. Nehmen Sie einfach alle Empfindungen in diesem Bereich zusammen mit den Atemempfindungen wahr; nehmen Sie die Wellen des Atems und die Wellen der Empfindungen wahr, wie sie kommen und gehen – so wie Wellen, die auf den Strand zulaufen und wieder zurückweichen –, immer und immer wieder aufs Neue.

Bleiben Sie, so behutsam wie möglich und so gut es geht, mit dieser Erfahrung in Verbindung, und beobachten Sie, was geschieht. Vielleicht entdecken Sie dabei, dass dies ein Weg sein kann, um die unerwünschte Erfahrung von Schmerz oder Unbehagen in das größere Erleben des gegenwärtigen Augenblicks mit hineinzunehmen, ihr einen Platz im größeren Raum des nicht wertenden Gewahrseins zu geben (was auch das Gewahrsein vieler Werturteile einschließen kann, ohne wiederum zu bewerten, wie wertend wir im Allgemeinen zu sein pflegen). Oder, anders gesagt, entdecken Sie für sich die Achtsamkeit als einen *Weg des Seins.* Vielleicht kann sie, auf diese Weise geübt, für Sie ein Weg sein, sich nach und nach mit dem Unbehagen *anzufreunden,* ein Weg, um auch unerwünschte Empfindungen, selbst sehr intensive, willkommen zu heißen, um dann zu sehen, was geschieht, wenn Sie sie in das Feld Ihres Gewahrseins einlassen, zusammen mit den fließenden Empfindungen des Atems.

So wird dieser Augenblick zu einer perfekten Gelegenheit für das mutige Abenteuer, *mit* dem Unbehagen zu arbeiten, anstatt sich dagegen anzustemmen, es zu ignorieren oder sich von ihm überwältigt zu fühlen. Es ist die perfekte Gelegenheit, auf nähere Tuchfühlung mit etwas zu gehen, von dem wir uns normalerweise wünschen, dass es einfach verschwindet. Es ist, in diesem Augenblick, ohnehin schon da in Form intensiver unerwünschter Empfindungen. Sich dagegen zu sperren oder der Versuch, sich davon abzulenken, funktioniert – wie wissenschaftliche Studien zeigen – nur sehr bedingt, wenn überhaupt. Es ist weitaus effektiver, in die Empfindungen – besonders, wenn sie sehr intensiv sind – ganz bewusst hineinzugehen, so seltsam das auch klingen mag.

Verknüpfen Sie den Atem
mit den Empfindungen in
dem schmerzenden Bereich,
um beides zugleich,
Augenblick für Augenblick,
im Gewahrsein zu halten.

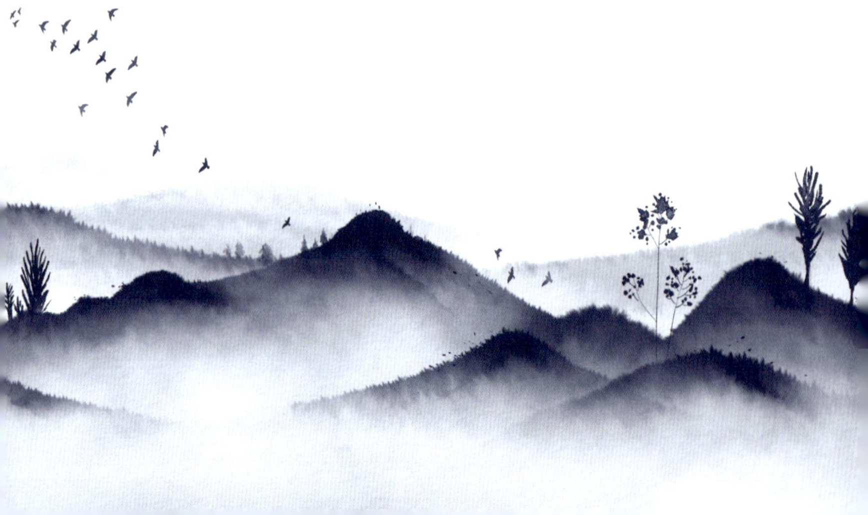

Auf diese Weise stellen wir einen innigeren Bezug zur Schmerzerfahrung her. Wir entwickeln ein Verständnis, das sogar heilsam und regenerierend sein kann, indem wir dem Schmerz mit vollem Gewahrsein und einer gewissen Sanftheit begegnen – auch wenn es sich nur um flüchtige Einblicke handelt und auch wenn wir nur für kurze Augenblicke damit umgehen können, und sei es nur für die Dauer einer halben Einatmung oder einer halben Ausatmung.

Wagen Sie auf diese Weise immer mal wieder einen kurzen Blick in Ihre Beschwerden und nutzen Sie dabei Ihr Atemgewahrsein, um Ihre Aufmerksamkeit zu verankern und sie immer wieder zurückzubringen.

So wie ein Ruderboot, das an einem Steg festgemacht ist, in der Strömung hin und her schlingert, ohne davonzutreiben, bemerken Sie vielleicht, dass es Ihnen mit der Zeit auch gelingt, Ihren Geist anzubinden: an den Atem, an den gegenwärtigen Moment. Vielleicht stellen Sie dabei auch fest, dass der Schmerz nicht immer gleich bleibt, dass er keine starre Größe ist und dass seine Intensität, der Ort seines Auftretens und auch seine Qualität Schwankungen unterliegen. Und während Sie bemerken, wie er sich auf die eine oder andere Weise von Augenblick zu Augenblick oder von Stunde zu Stunde verändert, können Sie immer wieder zu Ihrem Atem und zu Ihrem Gewahrsein zurückkehren. Es ist ein Prozess, in dem Sie zunehmend empfänglicher und aufgeschlossener für dieses ganz persönliche Experiment werden, sich Ihr Leben zurückzuerobern.

So wie ein Ruderboot, das an einem Steg festgemacht ist, in der Strömung hin und her schlingert, ohne davonzutreiben, bemerken Sie vielleicht, dass es Ihnen mit der Zeit auch gelingt, Ihren Geist anzubinden: an den Atem, an den gegenwärtigen Moment. Vielleicht stellen Sie dabei auch fest, dass der Schmerz nicht immer gleich bleibt, dass seine Intensität, der Ort seines Auftretens und auch seine Qualität Schwankungen unterliegen.

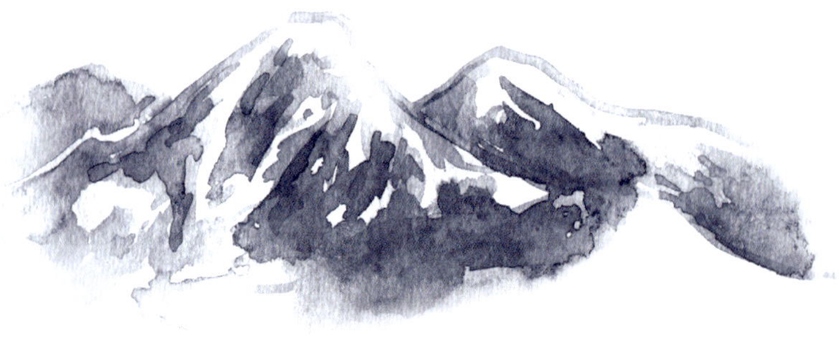

Bei diesem sehr persönlichen, fortgesetzten Experiment, sich Ihr Leben zurückzuerobern, gibt es noch ein Element, das Sie in Ihre Übung aufnehmen können, gerade in Momenten starker Beschwerden. Sie können sich fragen: »Ist mein Gewahrsein des Schmerzes selbst Schmerz?« Und sofort können Sie das selbst überprüfen. Ziehen Sie Ihre eigene Erfahrung zurate, vergewissern Sie sich so gut es geht, ob es sich so verhält oder nicht, wenn auch nur für einen Augenblick. Meiner Erfahrung nach ist das Gewahrsein des Schmerzes jedenfalls nicht selbst Schmerz.

Allerdings ist es nicht immer so einfach, im Gewahrsein zu ruhen. Vielleicht haben Sie das ja bereits für sich selbst entdeckt. Und das gilt ganz besonders dann, wenn wir starke Schmerzen haben. Deshalb können wir so sehr davon profitieren, wenn wir lernen, im Gewahrsein *heimisch* zu sein, im Gewahrsein, das den Körper – zusammen mit seinen vielfältigen, sich ständig verändernden Empfindungen – in Offenheit, Akzeptanz, Wohlwollen und Mitgefühl zu empfangen, zu halten und zu umfließen vermag. Etwas, das wir am besten in den Momenten üben, in denen das Unbehagen etwas weniger intensiv ist – vorausgesetzt, dass es solche Momente gibt.

Aus diesem Grund ist es so hilfreich, die Achtsamkeit immer und immer wieder auf das zu richten, was im Körper vor sich geht, und sei es nur für einen winzigen Augenblick. Und deshalb ist es so hilfreich, auch die unerwünschten und quälenden Empfindungen so gut es geht und auch dann, wenn Ihnen nicht danach zumute ist, im jeweiligen Moment – der immer *dieser* Moment sein wird – willkommen zu heißen und ein gewisses Maß an Akzeptanz und Vertrautheit ihnen gegenüber zu entwickeln, während wir genauso die neutralen oder angenehmen Empfindungen wahrnehmen.

Wir entdecken,
dass es Aspekte unseres
Wesens gibt, die größer
sind als unser Schmerz,
und dass wir auf diese
angeborenen Fähigkeiten
zurückgreifen können,
um zu allen Umständen
und Gegebenheiten,
denen wir uns
gegenübersehen,
in ein weiseres
Verhältnis zu treten.

Dies ist der Prozess des Sich-Anfreundens, von dem schon mehrfach die Rede war. Wir spalten uns nicht ab vom Schmerz, während wir im Gewahrsein ruhen und wenn wir bemerken, dass unser Gewahrsein des Schmerzes selbst kein Schmerz oder Leiden ist. Im Gegenteil: Wir entdecken, dass es Aspekte unseres Wesens gibt, die größer sind als unser Schmerz, und dass wir auf diese angeborenen Fähigkeiten zurückgreifen können, um zu allen Umständen und Gegebenheiten, denen wir uns gegenübersehen, in ein weiseres Verhältnis zu treten.

Wir können uns nicht zu einer bestimmten Verfassung zwingen, aber wir haben einen großen Ermessenspielraum, was unsere Einstellung zu unseren Lebensumständen betrifft. Wir haben immer die Möglichkeit, mit etwas *achtsam umzugehen,* anstatt aus einem Mangel an Gewahrsein *automatisch zu reagieren.* Auf diese Weise versammeln wir all das, was wir erfahren, einschließlich der belastenden und schmerzhaften Seiten, im Schoß unseres einen, ungeteilten Lebens und gewinnen, zumindest in diesem Augenblick, das gesamte Spektrum unserer Lebenserfahrung zurück.

Selbst wenn der Schmerz uns mürbe macht und unsere Lebensqualität zu untergraben scheint, haben wir noch immer die Möglichkeit, unser Gewahrsein voller Wohlwollen und Mitgefühl, Akzeptanz und Offenheit auf den gegenwärtigen Augenblick zu richten. Diese Fähigkeit ist und bleibt ein fester Bestandteil unserer menschlichen Grundausstattung, und sie schwindet nicht im Angesicht des Unerwünschten. Wenn wir lernen, in dieser jedoch oft verborgenen Dimension unseres Lebens heimisch zu werden, kommt unsere wahre Schönheit als menschliches Wesen augenblicklich zum Vorschein, immer wieder aufs Neue. In diesem Moment. Und in diesem. Und in diesem.

Wenn wir lernen,
in dieser oft verborgenen
Dimension unseres Lebens
heimisch zu werden,
kommt unsere wahre
Schönheit als
menschliches Wesen
augenblicklich zum
Vorschein, immer wieder
aufs Neue.

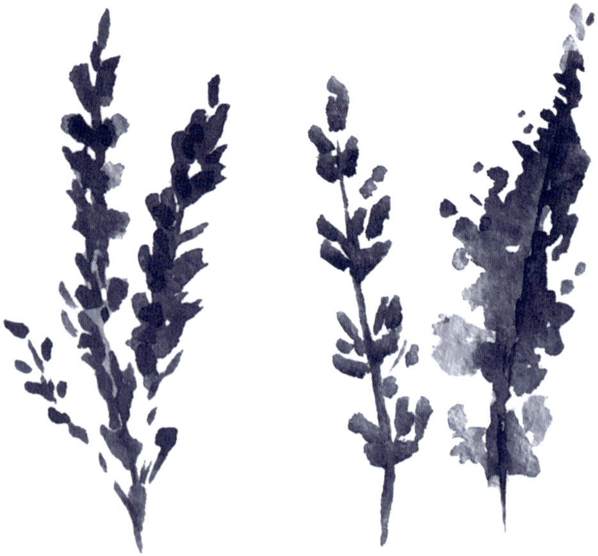

Versuchen Sie nun, für die verbleibende Zeit dieser Übung Augenblick um Augenblick mit Ihrer Erfahrung zu verweilen, während Sie hier im Gewahrsein Ihres Atems ruhen, der Anleitung folgen und auf die schon besprochene Weise mit allen intensiven Empfindungen arbeiten, die dabei auftauchen, bis Sie den Klang des Gongs vernehmen …

Meditation 3: Umgang mit Gedanken und Gefühlen, die mit Schmerz zu tun haben

(Audiotrack 4)

www.droemer-knaur.de/achtsam-mit-dem-schmerz

Lassen Sie sich, während Sie hier sitzen oder liegen, im gegenwärtigen Augenblick nieder, und stimmen Sie sich wieder auf Ihren Atem ein. Arbeiten Sie, wie bereits beschrieben und so gut es geht, *mit* allen intensiven Empfindungen, die sich währenddessen einstellen. Vertrauen Sie dabei auf Ihre eigene Kreativität und Ihre Fähigkeit, dem Prozess zu folgen, ohne sofortige Ergebnisse sehen zu wollen. Versuchen Sie, mit ganzem Gewahrsein während einem, zwei oder drei vollständigen Atemzügen einfach auf den Wellen Ihres Atems zu »reiten«.

Erlauben Sie, während Sie so zur Ruhe kommen, dem Gewahrsein, sich über Atem und Körper hinaus auf alle Gedanken und Gefühle, die dabei auftauchen, auszudehnen.

Vermutlich haben Sie bereits bemerkt, dass Ihre Gedanken und Gefühle ein Eigenleben führen. Sie sind einfach flüchtige Ereignisse in Ihrem Geist, die kommen und gehen. Sie tauchen darin auf, verweilen einen Moment lang und verblassen alsbald wieder.

Ihre Gedanken und Gefühle
führen ein Eigenleben.
Sie sind einfach flüchtige
Ereignisse in Ihrem Geist,
die kommen und gehen.
Sie tauchen darin auf,
verweilen einen Moment
lang und verblassen
alsbald wieder.

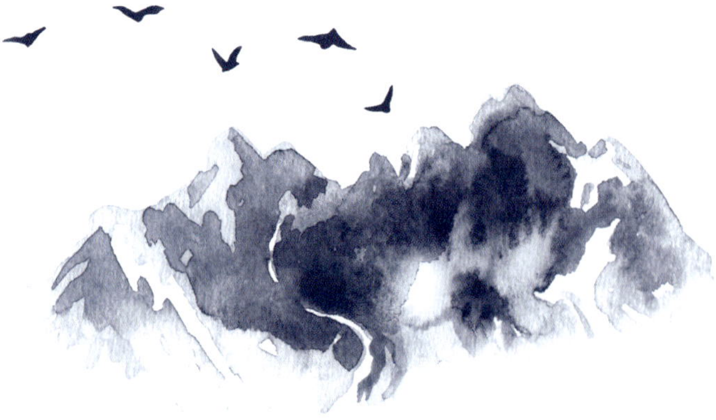

Dennoch sind diese Gedanken und Gefühle manchmal von einer solchen Kraft und Energie, dass sie uns leicht davon abbringen, bei unseren Atemempfindungen oder anderen Empfindungen im Körper zu bleiben – seien sie angenehm, unangenehm oder neutral – oder den Körper als Ganzes wahrzunehmen.

Versuchen Sie also, während Sie hier sitzen oder liegen, mit Ihrem Atem und Ihrem Körper in Kontakt zu kommen und gleichzeitig aller Gedanken und Emotionen gewahr zu sein, die auftauchen, für einen Moment oder zwei verweilen und sich dann auflösen.

Versuchen Sie, so gut es geht, jeden Gedanken, der auftaucht, *als bloßen Gedanken* wahrzunehmen und dabei sowohl seinen Inhalt als auch seine emotionale Färbung zu registrieren. Beobachten Sie, so gut Sie können, wie er kommt und wieder vergeht, ohne sich in seinem Inhalt oder seinem Gefühlsgehalt zu verlieren. Sollten Sie sich aber doch in ihn hineinziehen oder von ihm davontragen lassen, was unweigerlich immer wieder passieren wird, kehren Sie jedes Mal, wenn Sie es bemerken, wieder zum Gewahrsein der Gedanken *als* Gedanken und der Gefühle *als* Gefühle zurück. Selbst ein noch so behutsam auf unsere Gedanken und Gefühle gerichtetes Gewahrsein kann schwer aufrechtzuerhalten sein. Hier gilt: Wann immer Sie es als hilfreich und stabilisierend empfinden, können Sie sich erneut im Gewahrsein der Atemempfindungen verankern. *Die Tatsache, dass Sie Gedanken als Gedanken und Gefühle als Gefühle wahrnehmen, ist bereits Gewahrsein.* Der Moment, in dem Sie bemerken, dass Ihr Geist sich in einem Gedanken oder Gefühl verloren hat, zeugt unmittelbar davon, dass Ihre Aufmerksamkeit zurückgekehrt ist.

Natürlich ist unser Leben kompliziert, und wir können uns über alles Mögliche Gedanken machen, Reales oder Imaginäres. Unsere Gedanken können sich auf die Vergangenheit, die Zukunft oder die Gegenwart beziehen. Versuchen wir aber ganz bewusst, sie unmittelbar *als das zu sehen, was sie sind*, stellen wir vielleicht fest, dass sie im Grunde flüchtig und schwer zu fassen sind, so wie scheue Tiere. Es erfordert ein gewisses Maß an innerer Weite, Stabilität und Stille in unserer Achtsamkeitsübung, um sie als Gedanken wahrzunehmen, ohne sofort von ihnen fortgetragen zu werden. Gelingt es uns jedoch, auch nur für kurze Momente in Präsenz zu verweilen, stellen wir fest, dass sie ständig kommen und gehen – kommentierend, reagierend, urteilend, dieses und jenes ablehnend oder begehrend. Und mit all diesen Gedanken gehen viele unterschiedliche Gefühle einher, die in der Regel eng mit den Gedanken verknüpft sind und den Geschichten, die wir uns mit ebendiesen Gedanken erzählen.

Vielleicht können Sie in diesem Moment wahrnehmen, wie dies geschieht, während Sie sich erlauben, ganz ruhig und still zu werden?

In dieser Meditation lenken wir unser Gewahrsein auf alle Gedanken und Gefühle, die dabei auftauchen, vor allem aber auf jene, die mit den momentanen Empfindungen in Ihrem Körper zu tun haben, einschließlich der Tatsache, dass auch das Wort »Schmerz« ein Gedanke ist.

Daher kann es sehr hilfreich sein, darauf zu achten, ob Sie sich viele Gedanken über das intensive Unbehagen machen, das Sie in Ihrem Körper verspüren, und wie oft Sie es automatisch für sich als »Schmerz« bezeichnen.

Vielleicht experimentieren Sie hin und wieder einmal damit, es nicht »Schmerz« zu nennen, wenn es sich einstellt, denn wie gesagt ist das Wort »Schmerz« selbst ein Gedanke. Es ist nicht die Erfahrung selbst. Diese kann nur gespürt werden. Machen Sie einmal selbst den Versuch und schauen Sie, ob die Beschwerden, wenn Sie diese als »Schmerz« anstatt als »intensive Empfindung« bezeichnen, sich dadurch nicht noch weiter verstärken – möglicherweise gemeinsam mit dem Leiden. Können Sie sich also auf das Experiment einlassen, diese Empfindungen in diesem Moment *nicht* als Schmerz zu bezeichnen, im Wissen darum, dass es sich dabei nur um einen Gedanken und nicht um die Sinneserfahrung selbst handelt? Was hindert Sie daran, es ab und zu auszuprobieren und zu sehen, ob es Ihrer eigenen Erfahrung entspricht?

Wie wäre es, wenn Sie es *gleich jetzt* versuchen?

Manchmal nehmen unsere Gedanken über intensive Empfindungen die Form von Aussagen an wie *»Das bringt mich noch um«* oder *»Das halte ich nicht länger aus«* oder *»Wie lange soll das noch so weitergehen?«*. Oder: *»Mein ganzes Leben ist eine Qual.«* Oder: *»Ich werde diese Schmerzen nie loswerden.«* Oder auch: *»Es ist hoffnungslos.«*

Wir alle haben manchmal solche Gedanken. Sie sind wie Stürme oder Turbulenzen in unserem Geist. Es ist vollkommen verständlich, dass sie kommen, aber es ist auch hilfreich, sich bewusst zu machen, dass es bloße Gedanken sind – oft sehr impulsive Gedanken, die nicht unbedingt wahr sind, auch wenn wir das vielleicht glauben. Und ganz gewiss ist keiner dieser Gedanken der Schmerz selbst.

Wenn Sie einfach nur
der Gedanken und Gefühle,
die Sie anlässlich des
Schmerzes haben,
gewahr werden, kann das
mit der Zeit auf
dramatische Weise das
Ausmaß Ihres Leidens
verringern.

All das sind Gedanken *über* den Schmerz, mitsamt der Geschichte, die Sie sich möglicherweise darüber erzählen. Vielleicht bemerken Sie nicht einmal, wie sehr solche Gedanken und die Gefühle, die mit ihnen einhergehen, zur Intensivierung Ihrer Schmerzerfahrung – und Ihres Leidens – beitragen können. Wenn Sie einfach nur der Gedanken und Gefühle, die Sie anlässlich des Schmerzes haben, gewahr werden, kann das mit der Zeit auf dramatische Weise das Ausmaß Ihres Leidens verringern.

Gelingt es Ihnen also, das Gewahrsein Ihrer Gedanken und Gefühle in Ihre Aufmerksamkeitsübung einzubeziehen und sie *als* Gedanken und Gefühle zu erkennen, wenn sie im Feld Ihres Gewahrseins auftauchen? Es ist ein und dasselbe Gewahrsein, ob Sie es auf Ihre Gedanken, Ihre Gefühle oder die Empfindungen in Ihrem Körper richten oder aber auf die Geräusche um Sie herum und andere Aspekte Ihrer Lebenserfahrung.

Betrachten und erfahren Sie diese Empfindungen, wie intensiv sie auch sein mögen, *als bloße Empfindungen,* dann werden Sie vielleicht feststellen, dass Ihre Gedanken über diese Empfindungen alles nur noch schlimmer machen und Ihr Leiden daran verstärken. Indem Sie sie *als* Gedanken erkennen und sein lassen, was sie sind, ohne sie zu verdrängen oder ihnen nachzugehen, öffnen Sie sich den Empfindungen selbst, und zwar einfach deshalb, weil sie ohnehin schon da sind.

Warum sie also nicht *in diesem Moment* akzeptieren, indem Sie sich bewusst machen, dass der Anteil in Ihnen, der dieser Empfindungen, Gedanken und Gefühle gewahr ist, weder selbst der Schmerz ist noch von diesen Gedanken und Gefühlen beherrscht wird?

Das Gewahrsein weiß um die Empfindungen unmittelbar, jenseits der Ebene begrifflicher Etiketten und Benennungen und der Geschichten, die wir uns selbst darüber erzählen. Je weniger Sie sich mit ihnen als »mein Schmerz«, »mein Leiden« oder »meine Realität« identifizieren, desto mehr Freiheit haben Sie im selben Augenblick gewonnen.

Dieses Gewahrsein der Gedanken als Gedanken, die nicht »die Wahrheit« sind, und der Gefühle als Gefühle, die ebenfalls nicht »die Wahrheit« sind – dieses Gewahrsein ist eine angeborene Fähigkeit, die sich auf sämtliche Aspekte Ihrer Erfahrung anwenden lässt. Und das nicht nur, wenn Sie die Achtsamkeit zu einer bestimmten Tageszeit während einer formalen Meditationsübung pflegen, sondern auch während all der anderen »nicht formalen« Momente, in denen Sie den Beschäftigungen und Aufgaben des täglichen Lebens nachgehen. Die Einladung lautet stets gleich: Versuchen Sie, aller Gedanken und Gefühle gewahr zu sein, die auftauchen, indem Sie während der Meditationsübung im Gewahrsein selbst ruhen. Und wenn es sich für Sie als hilfreich und stabilisierend erweist, bleiben Sie so gut es geht im Gewahrsein der Atemempfindungen im Körper verankert, Augenblick um Augenblick, bis Sie den Klang des Gongs vernehmen …

Das Gewahrsein ist cinc
angeborene Fähigkeit,
die sich auf sämtliche
Aspekte Ihrer Erfahrung
anwenden lässt.

Meditation 4: Im Gewahrsein ruhen
(Audiotrack 5)

www.droemer-knaur.de/
achtsam-mit-dem-schmerz

Diese Meditation ist für jene Zeiten des Aufruhrs und der Bedrängnis gedacht, in denen Sie die Notwendigkeit verspüren, in den gegenwärtigen Moment einzutauchen und für sich ein gewisses Maß an Stabilität und Orientierung wiederzufinden. Sie dauert nur etwa fünf Minuten. Sie können sich ihr also so oft widmen, wie Sie möchten – zum Beispiel einmal in jeder Stunde, dann natürlich ohne gesprochene Anleitung.

Sie können diese Übung zu Hause oder am Arbeitsplatz durchführen oder auch während Sie im Bus oder auf einer Parkbank sitzen. Sie bietet Ihnen die Möglichkeit, alles bisher Gelernte anzuwenden, wo immer Sie sich gerade befinden und wann immer Sie das Gefühl haben, zu Ihrer inneren Balance, in Ihre Kraft und Mitte zurückfinden zu müssen. Sie hilft Ihnen dabei, sich daran zu erinnern, dass Sie in diesem wie in jedem anderen Moment eine innere Haltung einnehmen oder wiedergewinnen können, die eine gewisse Würde, Präsenz und Leichtigkeit verkörpert, sei es im Sitzen, Liegen, Stehen oder Gehen.

Beginnen wir wieder damit, im gegenwärtigen Moment anzukommen und ihn im Gewahrsein zu halten. Erlauben Sie sich, zu spüren, was immer gerade für Sie spürbar wird, sei es Zeitdruck, Stress, Aufregung, Angst, Niedergeschlagenheit, Schmerz – was immer es sein mag, das nach ein wenig liebevoller Zuwendung verlangt.

Wenden Sie, so gut Sie es vermögen, Ihr volles Gewahrsein der Konstellation von Gefühlen und Gegebenheiten zu, wie sie sich in diesem Augenblick präsentieren, ohne etwas daran tun, abändern oder beheben zu müssen und ohne etwas von dem zu bewerten, was sich in Ihnen und um Sie herum abspielt (und ohne es wiederum zu bewerten, wenn Sie bemerken, wie wertend Sie sich selbst und allem anderen gegenüber sind). Heißen Sie, so gut Sie es vermögen, all das willkommen, was jetzt da ist. Warum? Weil es schon da ist! Wir können es genauso gut akzeptieren, ob es nun angenehm, unangenehm oder gleichgültig ist. Verankern Sie sich in den Atemempfindungen in Ihrem Körper, sagen Sie Ja zu allem, was hier und jetzt in der Zeitlosigkeit dieses Augenblicks präsent ist, und nehmen Sie es in Ihr Gewahrsein auf.

Wenden Sie Ihr volles
Gewahrsein der Konstellation
von Gefühlen und
Gegebenheiten zu,
wie sie sich in diesem
Augenblick präsentieren,
ohne etwas daran tun,
abändern oder beheben zu
müssen und ohne etwas
von dem zu bewerten,
was sich in Ihnen oder
um Sie herum abspielt.

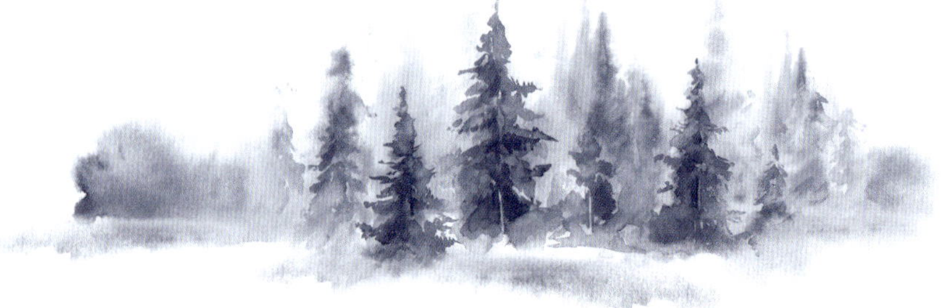

An diesem Punkt können Sie damit experimentieren, einen bestimmten Aspekt Ihrer Erfahrung in den Fokus Ihres Gewahrseins zu rücken, so als würden Sie einen Scheinwerfer darauf richten. Das kann irgendetwas von dem sein, das jetzt gerade präsent ist: etwa eine intensive Empfindung im Körper, eine Geschichte, die Sie sich erzählen, ein Gedanke, ein beunruhigendes oder auch freudiges Gefühl, ein Gefühl der Erfüllung oder des schlichten Wohlbefindens in Ihrer Haut.

Atmen Sie einfach damit – ein und aus, ein und aus. Halten Sie es mit großer Sanftheit im Gewahrsein, so liebevoll und fürsorglich, wie eine Mutter ihr kleines Kind im Arm halten würde. Nehmen Sie einfach jede Empfindung, die auftaucht, *als Empfindung,* jeden Gedanken *als Gedanken,* jedes Gefühl *als Gefühl* wahr, und öffnen Sie sich dafür.

Versuchen Sie nun in den letzten ein oder zwei Minuten dieser Übung, nur im Gewahrsein selbst zu ruhen – lassen Sie alle Empfindungen, Gedanken und Gefühle kommen und gehen wie Wolken am Himmel oder wie Wellen auf dem Wasser, während Sie in der Weite Ihres eigenen Herzens verweilen. Erlauben Sie sich, zu spüren, was immer jetzt spürbar wird, und zu erfahren, was immer jetzt erfahrbar ist. Warum? Weil es bereits da ist. Erleben Sie die Weite des Gewahrseins selbst und wie sich dieses Gewahrsein in diesem Moment in Ihrem Körper und in Ihrem Herzen anfühlt.

Versuchen Sie,
einfach im Gewahrsein
selbst zu ruhen –
lassen Sie alle Empfindungen,
Gedanken und Gefühle
kommen und gehen wie
Wolken am Himmel oder wie
Wellen auf dem Wasser,
während Sie in der Weite
Ihres eigenen Herzens
verweilen.

Und während diese kurze Meditation zu Ende geht, könnten Sie sich versuchsweise vornehmen, dieses grenzenlose, allumfassende, wohlwollende Gewahrsein ganz behutsam in die verschiedenen Aspekte Ihres Lebens einfließen zu lassen, während Ihr Tag seinen Lauf nimmt, und sei es nur hier und da für kurze Augenblicke. Vergessen Sie nicht, dass der wahre Lehrplan das Leben selbst ist, zusammen mit unserer Entschlossenheit, präsent zu sein in der nahtlosen Kontinuität der Momente, aus denen unser Tag besteht.

Meditation 5: Ein kurzer Body-Scan/Teil 1
(Audiotrack 6)

www.droemer-knaur.de/
achtsam-mit-dem-schmerz

Falls intensive Empfindungen oder Gefühle es Ihnen manchmal schwermachen, sich beim Body-Scan zu konzentrieren, hier vorab ein paar Strategien, die dabei hilfreich sein können:

Nehmen Sie zunächst eine bequeme Position ein, in der Ihr Körper von einer weichen, aber ausreichend festen Unterlage unterstützt wird. Ich empfehle, sofern Sie dazu in der Lage sind, die Rückenlage einzunehmen, entweder auf dem Bett (oder auch *im* Bett), auf einem Sofa oder auf dem Boden – was immer bei Ihnen am besten funktioniert. Wenn Sie möchten, können Sie den Body-Scan auch auf einem Stuhl sitzend durchführen. Für welche Position Sie sich aber auch entscheiden – nehmen Sie dabei die für Sie optimale und eine möglichst bequeme Haltung ein.

Wenn Sie im Liegen üben, sollten Sie dabei im Sinn behalten, dass es auch bei der Meditation im Liegen darauf ankommt, *wach und präsent* zu sein und nicht etwa einzuschlafen! Vielleicht lassen Sie, um während des Body-Scans wach zu bleiben, dabei gelegentlich bewusst die Augen offen oder spritzen sich zu Beginn etwas kaltes Wasser ins Gesicht. Es lohnt sich, alles Nötige zu tun, um bei dieser Übung völlig wach und präsent zu sein. Umgekehrt können Sie natürlich, wenn Sie nachts nicht schlafen können – sei es, weil Sie Schmerzen haben oder aus einem anderen Grund –, sich jederzeit des Body-Scans bedienen, wenn er Ihnen dabei hilft, in den Schlaf zu finden. In dieser Meditation geht es uns aber zuerst einmal darum, dabei so wach wie nur möglich zu sein, jedoch ohne irgendetwas zu erzwingen.

Achten Sie wieder bewusst auf die Empfindungen, die der ein- und ausströmende Atem in Ihrem Körper hervorruft … Spüren Sie, wie sich die Bauchdecke bei jeder Einatmung sanft hebt und wölbt und sich bei jeder Ausatmung wieder absenkt und abflacht. Diese Auf-und- ab-Bewegung geschieht ohne Ihr Zutun und ganz von allein, so wie auch Ihr Atem ganz von selbst ein- und ausströmt. Weder müssen Sie ihn kontrollieren noch ihn unterstützen, indem Sie willentlich die Luft einsaugen oder ausstoßen. Überlassen Sie ihn und die dabei auftretenden Empfindungen einfach sich selbst.

Wir laden den Atem ein, ganz natürlich zu fließen, ganz von allein, so wie es seiner Natur entspricht. Ihre »Aufgabe«, während Sie hier liegen, besteht jetzt einfach nur darin, mit ganzem Gewahrsein den Wellen des ein- und ausströmenden Atems zu folgen – und sodann Ihre Aufmerksamkeit möglichst nahtlos aufrechtzuerhalten, Augenblick für Augenblick und Atemzug für Atemzug. Sollte es Ihnen aus irgendeinem Grund schwerfallen, sich auf Ihren Bauch zu konzentrieren, dann stimmen Sie sich auf die Atemempfindungen an einer anderen Stelle Ihres Körpers ein, etwa an den Nasenflügeln oder im Brustkorb oder wo immer sie für Sie am deutlichsten spürbar und am besten zugänglich sind.

Der wahre Lehrplan
ist das Leben selbst,
zusammen mit unserer
Entschlossenheit,
präsent zu sein in
der nahtlosen Kontinuität
der Momente, aus denen
unser Tag besteht.

Wenn Sie in diesem Moment irgendwo im Körper Beschwerden verspüren, lassen Sie diese so gut es geht zu, und denken Sie daran, dass Sie bereits über eine Reihe von Möglichkeiten verfügen, mit intensiven Empfindungen oder Schmerzen umzugehen. Das Unbehagen muss kein Hindernis für Ihre Übung sein. Wie Sie vielleicht schon selbst festgestellt haben, kann es sogar eine Hilfestellung, ein Verbündeter sein, um mehr Gewahrsein, Akzeptanz und Milde sich selbst gegenüber sowie das Gefühl eines allgemeinen Wohlbefindens zu entwickeln. Natürlich können Sie, wann immer Ihnen danach ist, etwas anderes auszuprobieren, jederzeit eine der anderen schon besprochenen Strategien anwenden und zu der Anleitung zurückkehren, wann immer Sie es für richtig halten.

Hier eine Übersicht der Möglichkeiten, die Ihnen offenstehen, während Sie den Body-Scan üben:

- Folgen Sie so gut es geht der gesprochenen Anleitung und achten Sie auf jedes Unbehagen im Körper, das Ihre Aufmerksamkeit auf sich zieht und von der Übung ablenkt. Versuchen Sie, diese Ablenkung lediglich zur Kenntnis zu nehmen, ohne dagegen anzukämpfen. Lassen Sie das Unbehagen so gut es geht zu, und bitten Sie es um Geduld, bis Sie mit dem Body-Scan in dem entsprechenden Bereich angekommen sind. Wenn es so weit ist, können Sie ihm Ihre volle Aufmerksamkeit zuwenden, es dabei annehmen als das, was es ist, und, wenn die Zeit gekommen ist, sich nach Möglichkeit wieder von ihm lösen, um mit dem Body-Scan fortzufahren.

- Alternativ dazu können Sie bei jeder Einatmung Ihren Atem in den Bereich mit den größten Beschwerden lenken und ebenso aus diesem Bereich heraus wieder ausatmen. Halten Sie *sowohl* die Atemempfindungen *als auch* die intensiven Empfindungen in dem problematischen Körperbereich, so unangenehm sie auch sein mögen, zugleich in Ihrem Gewahrsein, bis eine Veränderung eintritt, falls dies möglich ist.
- Eine andere Möglichkeit ist es, Ihre Aufmerksamkeit auf alle Gedanken und Gefühle zu richten, die auftauchen, während Sie von Augenblick zu Augenblick im Gewahrsein ruhen, ohne etwas davon wegzudrängen oder weiter zu verfolgen.
- Darüber hinaus können Sie natürlich auch Ihre eigene Strategie entwickeln, um mit den Beschwerden umzugehen, indem Sie kreativ und in eigener Regie andere Wege ausprobieren.
- Und immer gilt, dass Sie jederzeit wieder zur gesprochenen Anleitung zurückkommen können, an welcher Stelle diese sich auch befindet und wann immer es sich für Sie stimmig anfühlt.

Je öfter Sie diesen relativ kurzen Body-Scan wiederholen, desto eher werden Sie wahrscheinlich in der Lage sein, der gesprochenen Anleitung zu folgen und dabei die problematischeren Bereiche Ihres Körpers, wenn Sie dort ankommen, im Gewahrsein zu halten – und zwar hoffentlich mit immer mehr und so viel Wohlwollen, Gelassenheit und Akzeptanz wie nötig und möglich. Vergessen Sie nicht, dass »Akzeptanz« nicht gleichbedeutend ist mit passiver Resignation. Sie bedeutet einfach, unmittelbar anzuerkennen, dass die

Dinge sind, wie sie sind. Unsere Entscheidung, in eine weisere Beziehung zu jeder Art von Erfahrung zu treten, birgt eine große Bandbreite an Möglichkeiten und Chancen. Die disziplinierte Übung der Achtsamkeit ist in jeder Hinsicht ein echter Lernprozess und erfordert ebenso viel Geduld wie Milde und Nachsicht uns selbst gegenüber.

Meditation 5: Ein kurzer Body-Scan/Teil 2
(Audiotrack 7)

www.droemer-knaur.de/
achtsam-mit-dem-schmerz

Lassen Sie uns nun also, wenn Sie bereit dazu sind, in den Body-Scan selbst einsteigen, beginnend mit einer Ausatmung. Lenken Sie Ihre Aufmerksamkeit langsam vom Bauch hinunter zu Ihren Füßen … Halten Sie beide Füße im Gewahrsein und erhalten Sie dieses Gewahrsein, so gut es geht, Augenblick für Augenblick aufrecht … Achten Sie auf die Fähigkeit Ihres Gewahrseins, beide Füße mühelos zugleich zu umfangen, während Sie in die Empfindungen in den Füßen hineinspüren – oder in die Abwesenheit von Empfindungen oder auch in die Taubheitsgefühle, falls Sie hier wenig oder nichts spüren. Ruhen Sie einfach, so gut Sie es vermögen, im Gewahrsein, während Sie hier liegen oder sitzen und sich den Empfindungen in den Füßen überlassen, zusammen mit den Empfindungen des Atems …

Weiten Sie nun das Feld Ihres Gewahrseins von den Füßen auf die Unterschenkel und dann auf die Knie aus, und spüren Sie in die Empfindungen hinein, welche hier auch immer wahrnehmbar sind … Lassen Sie zu, dass sich die Atemempfindungen und die Empfindungen in Unterschenkeln und Knien in Ihrem Gewahrsein verbinden … oder folgen Sie, als Alternative dazu, bei jeder Einatmung bewusst dem Atem in die Unterschenkel und Knie hinein und dann bei jeder Ausatmung aus diesem Bereich wieder heraus …

Halten Sie *sowohl*
die Atemempfindungen
als auch die intensiven
Empfindungen in dem
problematischen
Körperbereich,
so unangenehm sie auch
sein mögen, zugleich in
Ihrem Gewahrsein, bis eine
Veränderung eintritt,
falls dies möglich ist.

Beziehen Sie nun auch beide Oberschenkel in Ihr Gewahrsein ein … alle Empfindungen oder auch das Ausbleiben von Empfindungen, Augenblick für Augenblick …

Bewegen Sie sich nun in das Becken hinein, und halten Sie den ganzen Beckenraum im Gewahrsein … Spüren Sie in alle Empfindungen hinein, die hier zu spüren sind, einschließlich der Berührungsflächen, an denen das Becken Kontakt mit der Unterlage hat, auf der Sie liegen oder sitzen. Atmen Sie einfach mit allen Empfindungen, Augenblick für Augenblick und Atemzug für Atemzug, während Sie hier liegen oder sitzen …

Wenn Sie bereit dazu sind, beziehen Sie nun auch den unteren Rückenbereich und den Bauch mit ein, und spüren Sie wieder das Sich-Heben und Sich-Senken der Bauchdecke bei jedem Einatmen und Ausatmen …

Lassen Sie als Nächstes Ihr Gewahrsein in den oberen Rückenbereich hinaufwandern, in den Brustkorb, die Schulterblätter und die Schultern selbst. Vielleicht spüren Sie die Empfindungen in der Brust, während sich die Lungen mit Luft füllen und daraufhin wieder entleeren. Und vielleicht, wenn Sie ganz still sind, spüren Sie auch das Schlagen Ihres Herzens …

Wenden Sie im nächsten Schritt Ihre Aufmerksamkeit auch den Empfindungen in beiden Händen zu. Achten Sie auf alle Empfindungen in den Fingern und den Daumen, den Handflächen und Handgelenken … Dehnen Sie Ihr Gewahrsein nun von den Händen und Handgelenken auf die Unterarme aus, die Ellbogen, die Oberarme und Achselhöhlen und noch einmal die Schultern … Spüren Sie, wie beide Arme und Hände ganz von Ihrem Gewahrsein umfangen sind, zusammen mit all den anderen Regionen Ihres

Körpers, die Sie bisher aufgesucht haben. Und ruhen Sie einfach hier, Augenblick für Augenblick, in vollem Gewahrsein …

»Akzeptanz« ist nicht gleichbedeutend mit passiver Resignation. Sie bedeutet einfach, unmittelbar anzuerkennen, dass die Dinge sind, wie sie sind.

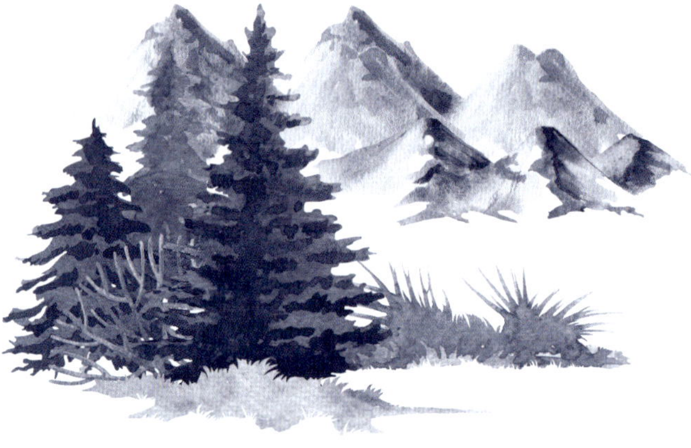

Wenden Sie dann Ihre Aufmerksamkeit auch dem Nacken und dem Hals zu und spüren Sie alle Empfindungen oder auch das Ausbleiben von Empfindungen in diesem Bereich, in dem sich, wie in so vielen anderen Bereichen des Körpers, eine Menge Stress und Anspannung ansammelt …

Gehen Sie, wenn Sie sich bereit dazu fühlen, von hier aus zum Kopf und zum Gesicht über und halten Sie diesen ganzen Bereich in vollem Gewahrsein … spüren Sie, was immer hier spürbar wird … atmen Sie, ganz wach und im Gewahrsein ruhend, und genießen Sie Ihr einzigartiges Gesicht, seine beeindruckende Fähigkeit, Gefühle auszudrücken oder zu verbergen, und die ihm innewohnende Schönheit, wenn es ganz friedlich und entspannt ist …

Weiten Sie Ihr Gewahrsein nun wieder auf den gesamten Kopfbereich aus, den Schädel, der das bemerkenswerte Gehirn beherbergt – die komplexeste Materiestruktur im bekannten Universum –, das hier und jetzt durch die Übung der Achtsamkeit zu einem noch harmonischeren Zusammenspiel findet …

Beziehen Sie, wenn Sie möchten, nun noch einmal den gesamten Kopfbereich und den Kiefer in das Feld Ihres Gewahrseins ein, zusammen mit allen Sinnesorganen, die hier ansässig sind: den Augen, den Ohren, der Nase, dem Mund, einschließlich der Lippen und der Zunge – halten Sie den ganzen Bereich des Kopfes und des Gesichts Augenblick für Augenblick im Gewahrsein …

Nehmen Sie nun, am Ende dieser Meditation, das Gefühl Ihres atmenden Körpers als Ganzes in Ihr Gewahrsein auf … Seien Sie dabei im Kontakt mit allen Empfindungen, wo immer sie im Körper spürbar werden und welcher Art sie auch sein mögen, und bemerken Sie, ob und in welchem

Grad sie angenehm oder unangenehm oder weder angenehm noch unangenehm sind …

Seien Sie, in diesem Augenblick, in Kontakt mit dem ganzen Spektrum Ihrer Körpererfahrung und machen Sie sie sich zu eigen. Nehmen Sie wahr, wie Ihr Gewahrsein den gesamten Körper umfassen kann, von den Fersen, Zehen und Fußsohlen, den Fingerspitzen und Daumen über die Beine und Arme den ganzen Oberkörper hinauf bis zum Scheitel …

Und ruhen Sie schließlich hier, außerhalb der Zeit, in der Stille dieses Augenblicks und der Schönheit Ihres eigenen Herzens, voller Mitgefühl für sich selbst und im Wissen um die immer schon vorhandene Kraft Ihres Gewahrseins.

Ruhen Sie hier,
außerhalb der Zeit,
in der Stille dieses
Augenblicks und der
Schönheit Ihres eigenen
Herzens, voller Mitgefühl
für sich selbst und im Wissen
um die immer schon
vorhandene Kraft Ihres
Gewahrseins …

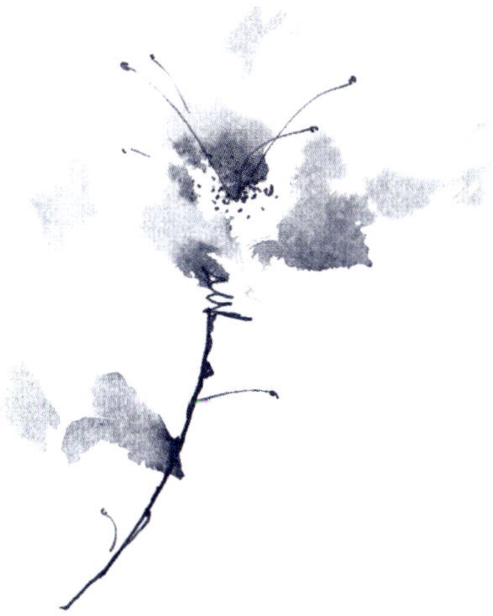

7

Achtsamkeit im Alltag – der wahre »Lehrplan«

Achtsamkeit im Alltag – der wahre »Lehrplan«

Die wahre Kraft unserer Achtsamkeit bewährt sich darin, wie sehr wir in den Augenblicken unseres Lebens zu Hause sind und wie gut wir mit den Herausforderungen umzugehen wissen, die sich uns stellen, während wir im Jetzt leben. Chronische Schmerzzustände mit ihren Beschwerden und allem anderen, was damit einhergeht, tragen zu dem Druck, der ohnehin schon auf uns lastet, noch das Ihrige bei. Manchmal müssen wir uns mental und körperlich zusammenreißen, um durch den Tag oder auch nur die nächste Minute zu kommen. Dadurch sammelt sich in Körper und Geist eine Menge Spannung an.

Bei der Achtsamkeit geht es eigentlich darum, zu lernen, wie wir mit dieser Spannung umgehen können, damit sie nicht unsere gesamte Lebensqualität untergräbt. Es kann ein wahrer Akt der Weisheit und der Sorge um unser eigenes Wohlergehen sein, uns anzusehen, wie angespannt und impulsiv wir tatsächlich sind, wie sehr wir um uns selbst kreisen oder in negativen Emotionen und selbstzerstörerischen Gedankengängen gefangen sind.

Die wahre Kraft
unserer Achtsamkeit
bewährt sich darin,
wie sehr wir in den
Augenblicken unseres
Lebens zu Hause sind
und wie gut wir mit
seinen Herausforderungen
umzugehen wissen.

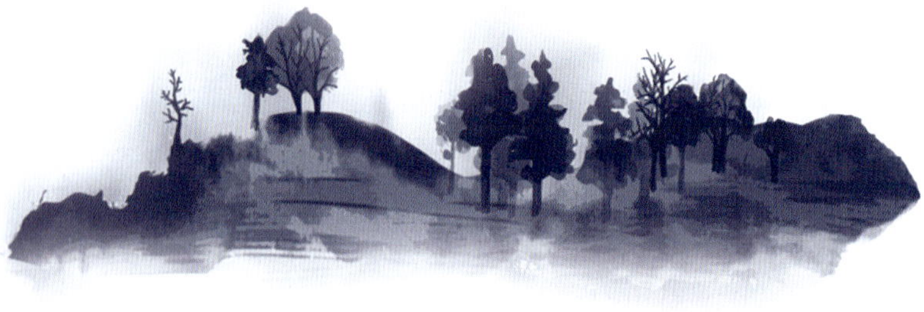

Und wir können es uns selbst zur Aufgabe machen: Können wir uns aufgeschlossener zeigen, auch angesichts unseres Unbehagens und unserer unbehaglichen Gedanken und Gefühle? Können wir ein wenig mehr Mitgefühl mit uns selbst und Akzeptanz uns selbst gegenüber aufbringen, ein wenig mehr Toleranz für andere, uns ein wenig mehr in Großzügigkeit und Gelassenheit üben, in Ausgeglichenheit und Zuversicht? In diesem letzten Übungsabschnitt finden Sie einige Anregungen, wie Sie es sich zur Aufgabe machen können, Achtsamkeit in jeden Aspekt Ihres täglichen Lebens zu bringen. Warum? Weil letztendlich das Leben selbst der wahre Lehrplan ist. Das Leben selbst ist der wahre Meditationslehrer. Und die Art, wie wir zu diesem Augenblick in Beziehung treten, ist die wahre Meditationspraxis.

Sechs Ratschläge zum Schluss

1. Springen Sie morgens beim Aufwachen nicht sofort aus dem Bett.

Gönnen Sie sich stattdessen ein paar Augenblicke, um sich bewusst zu machen, dass Sie wach sind und dass dies ein ganz neuer Tag ist, voller neuer Möglichkeiten, die einzelnen Augenblicke Ihres Lebens nicht zu versäumen und sie mit Freude und Aufgeschlossenheit zu erleben, nicht nur sich selbst, sondern auch anderen gegenüber. Nehmen Sie eine möglichst bequeme Position ein, vielleicht auf dem Rücken liegend, lassen Sie sich ein paar Minuten lang von den Wellen Ihres Atems tragen und werden Sie Ihres ganzen

Körpers gewahr, wie er hier liegt und atmet. Seien Sie in Ihrem Geist und Ihrem Herzen der Tatsache gewiss, dass Sie wach sind und dass dies ein gänzlich neuer Tag ist.

Richten Sie sich dann auf und verlassen Sie das Bett im vollen Gewahrsein Ihrer Bewegungen. Erinnern Sie sich daran, Augenblick für Augenblick präsent zu sein, während Sie sich die Zähne putzen, duschen, in den Spiegel schauen und sich auf den Tag vorbereiten, wie immer Sie es gewohnt sind. Wenn Sie unter der Dusche stehen, fragen Sie sich, ob Sie wirklich unter der Dusche stehen und das Wasser auf Ihrer Haut spüren, anstatt gedankenverloren bereits auf Autopilot geschaltet zu haben und Ihren Tag zu planen oder was auch immer. Auf diese Weise kann Ihnen leicht das ganze Duscherlebnis entgehen. Achten Sie beim Frühstück darauf, mit ganzem Gewahrsein zu essen und wirklich zu schmecken, was Sie im Mund haben.

Wenn Sie mit anderen Menschen zusammenleben, versuchen Sie, sich bewusst zu machen, mit welchem Klang in der Stimme Sie »Guten Morgen« sagen, wie Sie mit ihnen umgehen und wie Sie »Auf Wiedersehen« sagen. Alle diese Aspekte des Lebens gehen leicht unter, wenn wir in den Autopilotmodus verfallen.

Nehmen Sie sich abends vor dem Einschlafen, während Sie im Bett liegen, wieder einige Augenblicke Zeit, um mit Ihrer Atmung und einem Gefühl für den Körper als Ganzes in Kontakt zu kommen. Auf diese Weise beschließen Sie Ihren Tag so, wie Sie ihn begonnen haben, und geben ihm bewusst einen Rahmen aus Momenten meditativen Gewahrseins.

Letztendlich ist das Leben
selbst der wahre Lehrplan.
Das Leben selbst ist
der wahre Meditationslehrer.
Und die Art, wie wir zu
diesem Augenblick
in Beziehung treten,
ist die wahre
Meditationspraxis.

2. Lassen Sie in alles, was sich heute ergibt, Achtsamkeit einfließen.

Ob Sie zur Arbeit gehen oder zu Hause bleiben, entscheiden Sie sich dafür, jeden Augenblick zu würdigen und mit Körper und Geist so präsent wie möglich zu sein.

Wenn Sie unter der Dusche
stehen, fragen Sie sich,
ob Sie wirklich unter der
Dusche stehen und das
Wasser auf Ihrer Haut spüren,
anstatt gedankenverloren
bereits auf Autopilot
geschaltet zu haben.

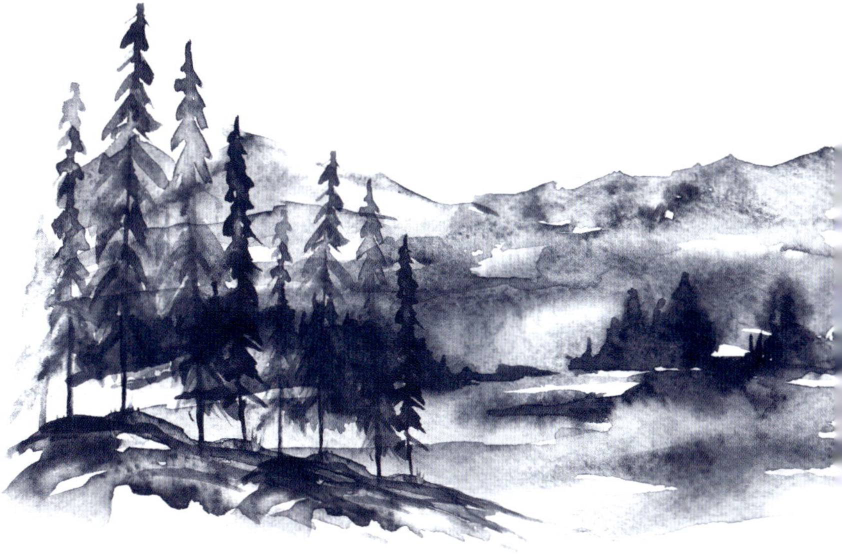

3. Gehen Sie im Laufe des Tages mit möglichst vielen Momenten auf Tuchfühlung.

Freunden Sie sich mit Ihrem Körper so gut es geht an, kennen Sie seine Grenzen und bringen Sie ihnen Wohlwollen und Akzeptanz entgegen. Vergessen Sie dabei auch nicht, dass diese Grenzen sehr wohl weichen oder sich ganz von selbst auf überraschende und möglicherweise wohltuende Weise verschieben können, wenn sie regelmäßig und ebenso behutsam wie bestimmt, aber ohne Zielvorgabe in Ihr Gewahrsein einbezogen werden.

4. Versuchen Sie, auch wenn Sie Schmerzen haben, jeden Tag etwas für einen anderen Menschen zu tun.

Auch die kleinste Geste zählt. Und seien Sie darauf bedacht, dass sie wirklich der anderen Person gilt und es dabei insgeheim nicht doch um Sie selbst geht.

5. Üben Sie sich aktiv in Dankbarkeit, Großzügigkeit und Freundlichkeit.

Schließlich findet Ihr – wie unser aller – Leben nur in diesem Augenblick statt. Warum also ihn nicht voll auskosten? Der innere und äußere Ausdruck von Dankbarkeit, Großzügigkeit und Freundlichkeit ist ein Zeichen von Präsenz. Es sind Katalysatoren des Wohlbefindens und der Liebe, die eine Menge bewirken können.

6. Üben Sie jeden Tag, als ob Ihr Leben davon abhinge.

Und inzwischen wissen Sie wahrscheinlich, dass es das tatsächlich tut.

Freunden Sie sich mit
Ihrem Körper so gut es
geht an, kennen Sie seine
Grenzen und bringen Sie
ihnen Wohlwollen und
Akzeptanz entgegen.

**Schließlich findet Ihr –
wie unser aller – Leben nur
in diesem Augenblick statt.
Warum also ihn nicht
voll auskosten?**

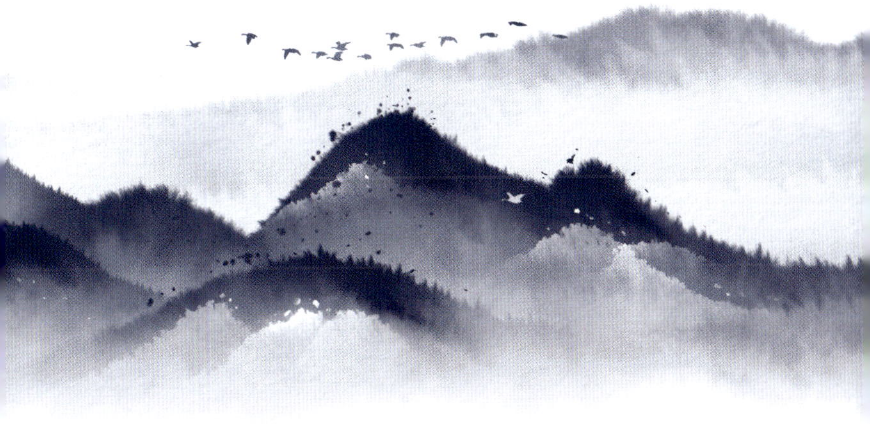

Ausklang: Jedes Einatmen ist ein Neubeginn

Und so kommen wir zum Ende unserer gemeinsamen Zeit. Aber ist es das wirklich? Wenn Sie es bis hierher geschafft haben, ist Ihnen zweifellos klar, dass Achtsamkeit als formale Meditationsübung und als eine Art zu *sein* eine lebenslange Aufgabe ist. Ihre Wurzeln liegen in der fernen Vergangenheit. Dennoch wird ihr Wert für die Medizin und Gesundheitsfürsorge zunehmend durch ein neues und schnell wachsendes wissenschaftliches Forschungsgebiet bestätigt, das sich über Medizin, Psychologie, Neurowissenschaften und andere Disziplinen erstreckt.

Die Übung der Achtsamkeit bietet uns eine Reihe praktischer Wege, um unsere Beziehung zum Menschsein zu verwandeln und uns von grundlosem und unnötigem Leiden zu befreien. Der Weg, den wir gemeinsam bis hierher gegangen sind, geht weiter, solange der Atem durch unsere Lungen strömt und solange wir die Gelegenheit dazu haben, Sorge zu tragen für das, was es auf allen Ebenen dieser weisen und mitfühlenden Anteilnahme am meisten bedarf. Wenn also auch dieser Text ein Ende finden mag, die Übung endet nie. Das Leben selbst ist der Lehrplan. Solange Sie Atem holen, ist Ihnen dieser Augenblick in seiner ganzen Fülle zugänglich. In welcher Beziehung stehen Sie jetzt gerade zu ihm?

**Möge Ihre Achtsamkeitspraxis
weiterhin wachsen
und gedeihen und
Ihr Leben innerlich und
äußerlich von Augenblick
zu Augenblick und
von Tag zu Tag bereichern,
um Ihrer selbst willen,
um der Menschen willen,
die Sie lieben, und um der
Welt willen, von der Sie ein
unschätzbarer Teil sind.**

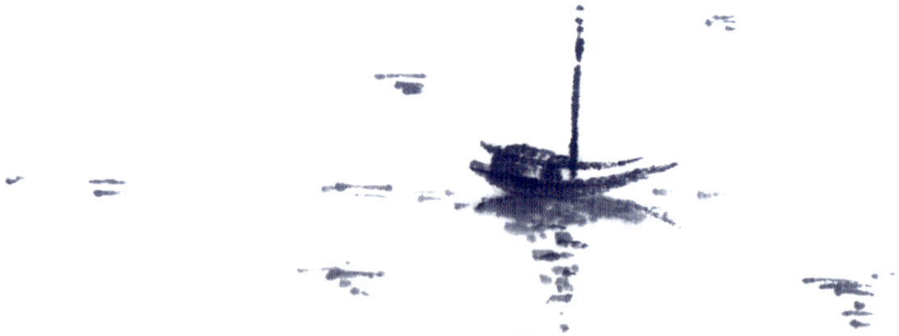

Quellen

Nachfolgend einige Hinweise zu Literatur und MBSR-Verbänden, die Sie in Ihrer Achtsamkeitspraxis unterstützen können.

Literatur

Joseph Goldstein: *Achtsamkeit: Eine praktische Anleitung zum Erwachen.* 2 Bände. Burgrain 2017/18.

Jon Kabat-Zinn: *Achtsamkeit für Anfänger*. Freiburg 2013.

Jon Kabat-Zinn: *Das heilende Potenzial der Achtsamkeit: Eine neue Art, zu sein*. Freiburg 2020.

Jon Kabat-Zinn: *Gesund durch Meditation: Das große Buch der Selbstheilung mit MBSR.* München 2019.

Jon Kabat-Zinn: *Gesund durch Meditation: Das vollständige Grundlagenwerk zu MBSR.* München 2011.

Jon Kabat-Zinn: *Im Alltag Ruhe finden: Meditationen für ein gelassenes Leben*. München 2019.

Jon Kabat-Zinn: *Meditation ist nicht, was Sie denken: Warum Achtsamkeit so wichtig ist.* Freiburg 2019.

Jon Kabat-Zinn: *Zur Besinnung kommen – Die Weisheit der Sinne und der Sinn der Achtsamkeit in einer aus den Fugen geratenen Welt.* Freiburg 2019.

Bessel van der Kolk: *Verkörperter Schrecken: Traumaspuren in*

Gehirn, Geist und Körper und wie man sie heilen kann. Lichtenau 2015.

Maren Schneider: *Stressfrei durch Meditation: Das MBSR-Kursbuch nach der Methode von Jon Kabat-Zinn. Mit sechs gesprochenen Meditationen.* München 2012.

David Treleaven: *Traumasensitive Achtsamkeit: Posttraumatischen Stress erkennen und vermindern – Sicherheit und Stabilität vermitteln. Mit 36 konkreten Modifikationen für die Praxis.* Freiburg 2019.

MBSR-Verbände in Deutschland, Österreich und der Schweiz

https://www.mbsr-verband.de/
https://www.themindfulrevolution.org/de
https://www.achtsamleben.at/
https://mbsr-mbct.at/
https://www.mindfulness.swiss/